関西学院大学論文叢書第16編

SPIRITUAL CARE

スピリチュアル ケア学概説

窪寺俊之

三輪書店

はじめに

　スピリチュアルケア学とは何か．
　本書におけるスピリチュアルケア学とは「危機状況に置かれた人間のいのちを支える根源を見つけ出して，その本質を明らかにし，患者の魂の痛みへの具体的ケアの方法を見つけ出す学問」と定義したい．そしてその学際的方法は，「病いや死の危機に直面した「いのち」を支える方法を，宗教・心理学・医学・看護学・介護等に学びながら，患者がその人生を完成するための援助を多角的に研究する」手法をとる．なぜならば，スピリチュアルケア，特に人生の根源にある「いのちの意味」を支える学問としてのスピリチュアルケアは，昔より宗教学，哲学，社会学，心理学をはじめ，多くの分野の人たちによってなされてきており，それらを検証することなしにスピリチュアルケア学は成り立たないと確信するからである．現在は，既存の宗教が権威を失い，伝統的宗教から人々が離れ，新しい霊性時代を迎えている時代である．このような現代におけるスピリチュアルケア学は，以前は宗教によって行われていた魂の痛みへのケアを失っている人々に，魂の痛みをケアする新たな方法を提示できるものでなくてはならない．そこで，本書では先に提示した諸学問に学びつつ，人間固有の自己防衛機能としてのスピリチュアリティという新たな視点から，死にいたる病を負いつつ，存在の揺れ動きを感じながらも，その人が魂のケアを受け，人間らしく生きることができるための道を学問的に模索し，スピリチュアルケア学として提示しようと試みるものである．

（1）本書の目的

本書の目的をあげると以下である．
1) 終末期患者へのスピリチュアルケアの理論的基礎研究書
2) 終末期患者への「生命の質」（QOL）を高めるためのスピリチュアルケアという視点を明らかにし，患者の人間らしい生を実現するケアを目指す．
3) この著書の方法は「ケア」の学際的方法をとる．スピリチュアルケアの2つの中心的概念である「スピリチュアリティ」と「ケア」について，宗教学，哲学，神学，社会学，心理学などの学問的方法や成果を学びつつ，終末期患者へのスピリチュアルケア学の構築を目指している．それは終末期患者の「いのちを支える」という具体的臨床的を達成することである．この目的のために示唆を与える学問に十分な注意を払い，成果を学びつつ，終末期患者の「いのちを支える」学問の方法を構築する．
4) スピリチュアリティの定義を示すこと．スピリチュアリティの定義は多様にある．諸説については本文にて説明をするが，本書ではスピリチュアリティの定義は3つの特徴をもつとしている．すなわち①癒し，②超越性，③人間らしさ，自分らしさ，である．

（2）動機——宗教の弱体化とスピリチュアリティへの傾斜の中で

　すべての学問の最終的目的は，人間とは何か，社会とは何か，人類の未来とは何かを明らかにすることである．最も基本的要素である人間の本質を明らかにし，社会の在り方を問い，さらには未来への課題を明らかにすることである．

　スピリチュアルケア学もスピリチュアルな存在としての人間の本質を明らかにすることから始まり，病いや死に直面した人たちへのケアを問い，未来に向かって生きる目的や希望が明らかにされるものでなければならない．特に，思いかけずに生の終末を直視せざるを得ない状況に置かれた人に関心を寄せ，魂の苦痛（スピリチュアルペイン）を直視しながら「その人らしい生」を実現できることを課題とした援助を考える学問である．スピリチュアルケア学は危機にある人間の生を支えることを考える学問である．

　危機にある人の救いとして，過去には宗教が大きな意味と役割をもっていた．宗教が生活の中の一部として機能していた時代がある．残念ながら，今日，人々の生活は既存の宗教から離れてしまった[1]．不用になった物を倉庫にしまって置くように，人々は宗教を倉の奥深くにしまい込んでしまった．必要になった時に倉から取り出せばよいとしか考えていない．日常生活の中から宗教的色彩が消え，神仏への崇拝やいのちへの畏敬の念が消えて，人は自分の力を誇り，欲望実現に邁進している．人間の有限性・弱さに目を向けなくなった現代人は，そのぶん尊大になった．人間のいのちへの畏敬や謙遜さを失った．また宗教側の要素として，今日の宗教は，残念ながら人びとの生活と深く関わり，生活に力や希望を与えるものではないという状況もある．

　現代人は既存の宗教への関心が薄れた．しかし，現代の宗教運動を研究している島薗進は，人びとは宗教を超えたいのちに関心をよせ，個人がいのちの原動力を求めてスピリチュアルなものに関心を寄せていると語っている[2]．今日のスピリチュアル・ヒーリングへの人々の関心の高まりの背後には，現代人の物質や経済力では満たされない，魂の問題が顕著に現われている．現代人の魂の問題とは以前は宗教が扱っていた癒しの問題，人生の意味，死後のいのち，救済の問題である．このような宗教が扱っていた問題が，今日のスピリチュアル・ヒーリングやスピリチュアルケアへの関心の背後にある．

（3）スピリチュアリティへの関心

　1998年の世界保健機関の総会で，それまでの健康の定義を見直して新たな定義に改めようとしたことをきっかけにして，スピリチュアリティは日本でも多くの人々の関心事となった．世界保健機関の従来の健康定義の「完全な肉体的，精神的及び社会的福祉の状態であり，単に疾病又は病弱の存在しないことではない」[3] を改めて「完全な肉体的，精神的，スピリチュアル及び社会的福祉のダイナミックな状態であり，単に疾病又は病弱の存在しないことではない」[4]

---

1) 島薗　進（2007）『スピリチュアリティの興隆』v頁
2) 同上，61-89頁．島薗は今日の日本の精神状況を「新霊性文化」とよんでいる．
3) Who憲章の健康定義として "Health is a state of complete physical, mental and social well-being and not merely the absence of disease or infirmity" とある．

とした出来事がスピリチュアリティへの関心の火付け役ではあった．しかし，終末期医療の分野ではそれ以前からすでにスピリチュアルケアが終末期がん患者への肉体的苦痛・精神的苦痛・社会的苦痛の緩和と並んで重要なケアの一つになっていた．それが急に一般社会の問題として人々の関心を集めたのは，もう一つ深い社会的状況があったといわざるを得ない．

　すなわち，今日の社会的問題である自殺，学校のいじめ，不登校問題，家庭内暴力，うつ病的人間の増加などの問題の背後に，人間存在に関わる深い問題が潜んでいるのではないかとの問いが起きている．それはそれまでの家庭教育，学校教育，社会教育では無視されてきた宗教や魂の問題ではないかとの指摘が起きてきた．知識や技術の習得に専念してきた日本社会が忘れてきたものは何か．その一つは人はいかに生きるか，人間としての正しい在り方は何か，あるいは，人々と一緒にどのようにして生きるのかという人間にとって最も基本的問題であったといえよう．これらの問題が真剣に考えられずに，知識を根本にした科学技術の発展や経済的発展が重視されてきたのである．その結果，経済的成果を見込めない病人や高齢者，あるいは終末期患者は社会の隅に追いやられ，人生の意味や未来を喪失した悲惨な状況に置かれることになった．また，たとえ，健康に働いていても人生の目的を失った状況で，むやみに働き続けることの虚しさに人びとは耐えられなくなってきた．そして，今，生き方，死に方を懸命に考えざるを得なくなっている．このような社会的環境がスピリチュアリティやスピリチュアルケアへの熱い関心の背後にある問題である．

（4）本書でのスピリチュアリティの理解

　本書でのスピリチュアリティの扱い方，理解の仕方について，宗教者や宗教学者には，馴染みのない仕方ではないかと懸念している．スピリチュアリティは従来キリスト教では修道生活を中心としたキリスト教の最も本質的問題として扱われてきた．また，仏教でも修道者の霊性の問題として厳しい修練の生活が伴っていた．宗教学者達は，このような修道生活や修練に尊敬をもってスピリチュアリティや霊性を研究してきた歴史がある．このような伝統的扱い方への尊敬を持ちつつも，本書ではむしろ，スピリチュアリティを医療の中での問題として扱う立場をとっている．この医療の中での扱い方は，スピリチュアリティの本質を極めることに第1の目的を置かず，むしろ，危機に置かれた患者を支えることを第1の目的にしながら，その患者がもつスピリチュアリティをいかに支え，強めるかに目的を置いている．そのためにこれまでの宗教学的扱いかたとは異なる扱い方をするので，ある方には違和感を持たれるに違いない．

　本書の目的は，危機的状況にある患者への援助のためにスピリチュアリティを支えるシステムを作り出すことである．それがスピリチュアルケア学の一つの課題でもあると思うからである．この点からするとスピリチュアルケア学は，既存の研究を学びつつ，新たなシステムの構築を目指すものでありスピリチュアリティの宗教学的研究とは異なるものとなることをあらためて述べておきたい．

4）"Health is a dynamic state of complete physical, mental, spiritual and social well-being and not merely the absence of disease or infirmity" という新しい定義が提案された．

目次

はじめに iii
（1）本書の目的 iii
（2）動機―宗教の弱体化とスピリチュアリティへの傾斜の中で iv
（3）スピリチュアリティへの関心 iv
（4）本書でのスピリチュアリティの理解 v

1章 スピリチュアルケアの歴史と現状・課題

1・1 スピリチュアルケアの歴史 2
1・1・1 宗教とスピリチュアルケア 2
1・1・2 スピリチュアルケアとホスピス運動 2
1・1・3 宗教への関心がない時代のスピリチュアルケア 3

1・2 日本のスピリチュアルケアの現在 5
1・2・1 ケアをしているのは宗教立病院のみ 5
1・2・2 宗教的ケアとスピリチュアルケアの混同 6
1・2・3 スピリチュアルケア・ワーカーの不足（教育機関の不足） 6
1・2・4 スピリチュアルケアの報酬問題 6
1・2・5 スピリチュアルケアが緩和ケアの一部になることの問題 7

1・3 緩和医療での「スピリチュアルケア」の位置づけ 8

1・4 日本におけるスピリチュアルケアの課題 10
1・4・1 スピリチュアルケア・ワーカーの養成 10
1・4・2 システムの構築 11
1・4・3 理論の構築とスピリチュアルケア学の学問的発展 12

1・5 スピリチュアルケア・モデルの構築 13

2章 スピリチュアリティの理解

2・1 スピリチュアリティの起源 16
2・1・1 スピリチュアリティが人間に備わっている理由 16
2・1・2 宗教を手がかりに 16
2・1・3 生物学的進化の観点から 17
2・1・4 人類史を手がかりに 18
2・1・5 深層心理学を手がかりに 19

2・2 スピリチュアリティの各領域における定義 19
2・2・1 宗教学的理解（聖なるものへの志向性） 20
2・2・2 哲学的理解（存在の不安） 21
2・2・3 心理学的理解（セルフ・アイデンティティの確立） 21
2・2・4 社会学的理解（自己喪失から自己確立へ） 21
2・2・5 健康学的理解（癒し） 22

2・3 スピリチュアリティの言語的解釈 22
2・3・1 スピリチュアリティの言語的意味 22

2・3・2　スピリチュアリティの特徴—垂直的関係　23
　2・3・3　スピリチュアリティの超越性と究極性　23

2・4　スピリチュアリティの近似概念（言語的意味）の整理　27
　2・4・1　スピリチュアリティの近似語　27
　2・4・2　日本語の問題　28

2・5　スピリチュアリティの隣接領域と相関関係　29
　2・5・1　「宗教」とスピリチュアリティ　30
　2・5・2　「哲学」とスピリチュアリティ　30
　2・5・3　「心理学」とスピリチュアリティ　30
　2・5・4　「社会学」とスピリチュアリティ　31
　2・5・5　「人類学」とスピリチュアリティ　31
　2・5・6　「神学」とスピリチュアリティ　31

2・6　スピリチュアリティの諸相　32
　2・6・1　「生きる意味」としてのスピリチュアリティ　32
　2・6・2　生きるための「枠組み」としてのスピリチュアリティ　33
　2・6・3　「生きる土台」としてのスピリチュアリティ　33
　2・6・4　「感情」「意識」としてのスピリチュアリティ　33
　2・6・5　「セルフ・アイデンティティ」（自己同一性）としての
　　　　　スピリチュアリティ　34
　2・6・6　「ペイン」（苦痛）としてのスピリチュアリティ　35
　2・6・7　「側面」としてのスピリチュアリティ　36
　2・6・8　「機能」としてのスピリチュアリティ　36
　2・6・9　「プロセス」としてのスピリチュアリティ　37
　2・6・10　スピリチュアリティの理解とスピリチュアルケアへの実用　37

2・7　スピリチュアリティの諸問題　38
　2・7・1　スピリチュアリティは生得的であり，形成されるもの　38
　2・7・2　スピリチュアリティは生命の危機で覚醒する　39
　2・7・3　スピリチュアリティは自己保存・自己防衛的機能を持つ　40
　2・7・4　スピリチュアリティは自己を超えたものと自己の内面への
　　　　　志向性を持つ　40
　2・7・5　スピリチュアリティは人間に備わっている（根拠）　41
　2・7・6　スピリチュアリティの心理的影響　41

2・8　スピリチュアリティの構造的要因とその繋がり方　42
　2・8・1　日本的スピリチュアリティの構造

2・9　個人（個別性，個人的特異性）とスピリチュアリティ　45
　2・9・1　スピリチュアリティと風土　45
　2・9・2　スピリチュアリティと文化的影響（時代的影響）　45
　2・9・3　スピリチュアリティと家族関係（人間関係）　46
　2・9・4　スピリチュアリティと人生体験（苦難，災難，戦争など）　46
　2・9・5　スピリチュアリティと教育（学校教育）・宗教　47
　2・9・6　スピリチュアリティと宗教的環境　47

3章　スピリチュアルケアへの発展

3・1　スピリチュアリティをケアの視点からみる 50
　3・1・1　危機とスピリチュアルケアの必要性　50
　3・1・2　危機にある人へのケアの意味　51

3・2　スピリチュアルケアとはなにか 55
　3・2・1　スピリチュアルケアの必要性　55
　3・2・2　スピリチュアルケアの目的と2つの型—ペインの緩和か
　　　　　 全存在の支えか　56
　3・2・3　スピリチュアルケアの定義　57
　3・2・4　スピリチュアルケア，心理的ケア，宗教的ケアの相違点　58
　3・2・5　スピリチュアルケアが扱う問題　62

3・3　スピリチュアルペインとは 64
　3・3・1　スピリチュアルペインの定義　64
　3・3・2　スピリチュアルペインの緩和とは　64

3・4　スピリチュアルケアの想定する具体的成果 66
　3・4・1　現実に対する正しい視点（生きる価値観，視点の転換）を
　　　　　 持つことができる　67
　3・4・2　現在置かれているところで自己を受け入れる（自己受容）　67
　3・4・3　将来への展望が生まれる（将来への不安から解放）　68
　3・4・4　人間関係が改善する（人間関係が変わる，優しさ・思いやり・
　　　　　 配慮が生まれる）　69
　3・4・5　消極的感情が減少して，積極的感情が湧いてくる　70

4章　スピリチュアルケアの基盤となるもの

4・1　宗教学に学ぶ 72
　4・1・1　さまざまな宗教学の主張　72
　4・1・2　宗教学の主張とスピリチュアルケア学の構築　75

4・2　心理学理論に学ぶ 76
　4・2・1　スピリチュアルな問題を聞き出すためのスキルとして
　　　　　 カウンセリングや心理療法　76
　4・2・2　クライエント中心カウンセリング　77
　4・2・3　ゲシュタルト療法　79
　4・2・4　認知療法　81
　4・2・5　交流分析　82
　4・2・6　トランスパーソナル心理学　84
　4・2・7　パストラル・カウンセリング＝牧会カウンセリング　85
　4・2・8　内観法　86
　4・2・9　瞑想法　87
　4・2・10　音楽療法　88
　4・2・11　心理学理論とスピリチュアルケアのまとめ　89

5章　スピリチュアルケアの方法論

5・1　スピリチュアルケア・ワーカーはだれか ……………………………… 92

5・2　スピリチュアルケアのアセスメント論 ………………………………… 93
- 5・2・1　スピリチュアル・アセスメントの必要性　93
- 5・2・2　スピリチュアル・アセスメントの視点と対象　95
- 5・2・3　スピリチュアル・アセスメントの方法と課題　96
- 5・2・4　スピリチュアル・アセスメントの可能性　100
- 5・2・5　アセスメント・シートを使用することの功罪　102
- 5・2・6　観察的アセスメント　104

5・3　スピリチュアルケアの場所・時 ………………………………………… 106
- 5・3・1　ケアの場所　106
- 5・3・2　ケアの時（設定，不設定）　106
- 5・3・2　病状とスピリチュアルケアの時期　106

5・4　スピリチュアルケアのアプローチ法 ………………………………… 107
- 5・4・1　言語的アプローチ（精神的・心理的アプローチ）　107
- 5・4・2　身体的アプローチ　108
- 5・4・3　補助的アプローチ　108
- 5・4・4　時間・場所の共有　108

5・5　スピリチュアルケアの方法 …………………………………………… 109
- 5・5・1　面談　109
- 5・5・2　補助手段（自然，絵画，音楽，童話，写真など）を用いて　111
- 5・5・3　地域の人々との連携　114

5・6　守秘義務について ……………………………………………………… 115

6章　スピリチュアルケアにおけるさまざまな具体的方法

6・1　スピリチュアルケアの具体的方法 …………………………………… 118
- 6・1・1　課題解決型ケアと寄り添い型ケア　118
- 6・1・2　ドラマ解釈法　118
- 6・1・3　垂直関係洞察法　119
- 6・1・4　トピック法　120
- 6・1・5　祈り・瞑想法　121

6・2　スピリチュアルペインのタイプと具体的対応法 …………………… 121
- 6・2・1　人生の目的・目標を喪失したケース　121
- 6・2・2　苦難の意味の喪失したケース　122
- 6・2・3　死後のいのちについて疑問をもつケース　123
- 6・2・4　罪責感，悔いをもつケース　124
- 6・2・5　複合的ペインをもつケース　124

7章　スピリチュアルケアのプロセス

7・1　患者の魂のプロセス 126

8章　具体的ケース・スタディ

［ケース1］生きがいを失った男性　68歳　130
［ケース2］自分の人生を振り返って悔いをもつ男性　50歳　136
［ケース3］バチが当たったと苦しむ女性　68歳　142

9章　スピリチュアルケア・ワーカー論

9・1　ケアワーカーの人間論（資質・態度） 151

9・2　ケアワーカーの信仰 152

9・3　ケアワーカーの教育（養成）プログラムについて 153

9・4　資質を磨く訓練 156

9・5　ケアワーカーを支えるシステム論 157

9・5・1　スピリチュアルケア・ワーカーの心の負担 157
9・5・2　スピリチュアルケア・ワーカーを支えるシステムの必要性 157
9・5・3　スピリチュアルケア・ワーカーの自己管理 158
9・5・4　スピリチュアルケア・ワーカーの自己成長の可能性 158
9・5・5　スピリチュアルケア・ワーカーの倫理的問題 158

9・6　ケアワーカーの所属と報酬 159

9・6・1　ケアワーカーの所属場所 159
9・6・2　ケアワーカーの報酬 160

10章　スピリチュアルケアの実践に向けて

10・1　病院内でのスピリチュアルケアの在り方 164

10・2　病院におけるケアワーカーの所属と報酬 166

あとがき 169

索　引 173

装丁　臼井デザイン事務所

1章 スピリチュアルケアの歴史と現状・課題

1・1 スピリチュアルケアの歴史

1・1・1 宗教とスピリチュアルケア

　歴史を遡ってみれば，新約聖書からもうかがえるように，初代キリスト教会の人たちはすでに高齢者たちや病む人たちへの生活や魂へのケアを行っていたことがわかる（「群衆が病人や汚れた霊に悩まされている人々を連れて集まって来たが，一人残らずいやしてもらった『新約聖書使徒行伝5：16)』」）．現在的な意味での「スピリチュアルケア」は治療中心の医療体制の中に病人・家族の生死に関わるケアを目指しているが，このような病人・家族への全人的医療は，はるか古代から行われていたのである．

　日本における仏教も同様であった．日本に仏教が渡来して以来，仏教寺院による施薬院，療病院，悲田院といった，貧窮者，病人，孤児などを積極的に救済する施設が建立され，聖徳太子の薬師院[1]などでは，病む人や死にゆく人へのケアが宗教を土台として実践されていた[2]〜[7]．このような事実から，病む人や死にゆく人への魂と身体へのケアが古い時代から為されていたことがわかる．また近年，神居文彰，長谷川匡俊，田宮　仁，藤腹明子らによって，日本のスピリチュアルケアの原点にふれた書物が出版されている[8]．それによれば日本的ホスピスが古くから行われて，宗教に土台をもつスピリチュアルケアがなされていたことは明らかである．

1・1・2 スピリチュアルケアとホスピス運動

　キリスト教を土台とした医療機関では，病む人が安らかに死を迎えることができるような援助が行われていた．それは今日の言葉でのスピリチュアルケアと重なる部分を多くもつケアだったと想像できる．死は人類の発生とともに始まり，群れをなして集団生活を営んでいた人間の間には，古代の祈祷師の存在が示唆するように，病気の癒しを求める者や死にゆく人へのあたたかい配慮がなされていたことが想像できる．社会の制度としての病院（ホスピタル＝hos-

---

1) 大阪市天王寺区に隆法山興徳寺があり，聖徳太子が在世中に薬師院として草創されたといわれている．また聖武天皇時代（天平2年　西暦730年）に行基菩薩が畿内49カ所の薬師院を再建したといわれている．
2) 立川昭二（1995）『生と死の現在』岩波書店．
3) 同（1982）『死の風景』朝日新聞社出版会．
4) 同（2007）『病気の社会史』岩波書店．
5) 同（2002）『病いの人間史』文藝春秋．
6) 同（1996）『臨死のまなざし』新潮社．
7) 新村　拓（1995）『死と病と看護の社会史』法政大学出版局．
8) 神居文彰，長谷川匡俊，田宮　仁，藤腹明子（1993）『臨終行儀―日本的ターミナル・ケアの原点』北辰社．

pital）が，篤いもてなしを示すホスピタリティ（hospitality）が元の言葉であることからもわかるように，死を迎える人へのあたたかいもてなしがなされていた．そこでは死を迎える人は敬意をもって迎えられ，特別の儀式がなされて天国へと見送られた．その際，死を迎える人の神の国への備えとして魂への配慮（スピリチュアルケア）がなされ，安らぎの内に死を迎えた．

　ヨーロッパでは聖地エルサレムへの巡礼者の中の病人を看取る近代的ホスピスが中世初期には始まっていた．近代的ホスピスへつながっていく活動として，18世紀，修道女マザー・メアリー・エイケンヘッドがアイルランドで「ホーム」を建てて，イギリス清教徒革命によりロンドンを追われて家を失った人たちや貧しさと病気に苦しむ人たちに居場所を提供した．着の身着のままで逃げて来た病む人たちは，その「ホーム」で身体的ケアと魂へのケアを受けることができたのである．その後，エイケンヘッドの遺志を継ぐ人たちによって近代ホスピスが確立されていく．

　終末期がん患者に対するスピリチュアルケアが公に始まったのはホスピス運動と重なっている．1967年に英国の医師シシリー・ソンダースが開設したセント・クリストファー・ホスピスが，スピリチュアルケアの重要性を認識してケアの具体化をした世界で最初である．現代のホスピスの創設者シシリー・リンダースは，セント・ジョセフ・ホスピスで学び，セント・クリストファー・ホスピスを創った．このホスピス運動がその後，欧米の各地や世界に広まり，日本でも浜松の聖隷ホスピス（1982）や淀川キリスト教病院のホスピス（1984）などで専任のチャプレンを置いてスピリチュアルケアが開始された[9]．そこでは宗教者たちがあたたかい「もてなしの心」で病む人や死を前にした人たちへのケアをしたことは歴史的事実である[10]．

　セント・クリストファー・ホスピスでは，以後，ずっとスピリチュアルケアを重要なケアの一つとして位置づけてスピリチュアルケアが為されている．

1・1・3　宗教への関心がない時代のスピリチュアルケア

　このように欧米においても日本においても，古くは病人に対して身体的治療と精神的・霊的ケアは同時に行われていた．しかし，医療の発展とともに病院を取り巻く環境は一変した．宗教は医療から分離され，その結果，医療は，治療中心・医療者中心・病院中心となった．現代の医療は患者の魂やこころのケアを忘れ去り，肉体的生命の治療と維持に傾いてしまった[11]．患者の人間性や生き方は，医療の中では無視され，患者は疾患としてしか見られない．今日の管理中心の病院では患者の死の瞬間に家族がそばにいることさえできず，患者の多くは孤独の内に死を迎えている．患者と家族が分離された状況は，死を迎える人にとっても，見送る家族

---

9) 淀川キリスト教病院は，正式名には，宗教法人在日本南プレスビテリアンミッション淀川キリスト教病院で，1955年の創立当初から外国人宣教師がチャプレンになり，現在は日本人のチャプレンが置かれている．
10) Darrel W. Amundsen (2004) Ancient and Medieval B. Early Christianity, and C. Medieval Christianity. Stephen G. Post, ed. "*Encyclopedia of Bioethics*", pp1562-1583, Thomson Gale.
11) 柏木哲夫（2003）『生きていく力』いのちのことば社，27頁．柏木哲夫は，「生命」と「いのち」を使い分けて，生命は生物学的生命を示し，「いのち」は精神的，霊的いのちとしている．

にとっても，それは人間らしい死ではない．人は家族の中に生命の誕生を経験し，家族という絆で結ばれて支え合って生きてきた．人にとって家族は一心同体であり，しばしば，同じ体験をしている．それにもかかわらず，人間としての最後の瞬間の生を家族同士が共有できないことはあまりにも悲しいことである．

そのような治療や医療者中心の医療に対して，患者の生命の質（QOL）を高めるための全人的医療を目標としたのがホスピス/緩和医療である．患者と家族を一つの全体としてケアの対象としてとらえ，人生の最後まで生命の高い質を保証しようとする働きである[12]．特記すべきことは重篤な病や死に直面して苦しむ患者の肉体的・精神的・社会的苦痛の緩和に努めただけに留まらず，スピリチュアルな側面からケアすることを目的にしたことである．人生の最大の危機に直面して，不安・虚無感をもつ患者に寄り添いながら，残された人生を有意義に完成することを願っての働きである．

今日のホスピス/緩和ケアで行われているスピリチュアルケアは，かつて行われていた修道院や僧院での宗教的色彩の強い魂のケアとは異なるものである．修道院が医療と深く結びついていた時代は社会的意味で，宗教はもっと人々の生活に浸透していた時代であった．修道院や僧院での宗教的ケアはケアを受ける人々にとって特別の違和感はなかったに違いない．人びとは神仏への畏敬といのちへの尊敬をもっていた．痛む人と家族の絆はもっと強く，そこから受ける支えは大きかった．

だが，今日は人々が宗教から離れた時代であり，宗教への関心がない時代である．宗教への関心を失った時代の中で，人生の危機に人を支えるものを失った時代である．したがって今日のスピリチュアルケアは，かつて宗教が人々と密接に関わっていた時代，また病む人と家族の絆が強かった時代に観察されるスピリチュアルケアとは共通する役割もあるが，さらに求められる役割に多様性があるといえよう．たとえばシシリー・ソンダース医師が提唱したスピリチュアルケアは，人々が自分自身を支えるものを失った現代社会での魂へのケアを含む医療である．死に直面した患者が宗教的信仰もなく，特別の思想的支えもなく，そのうえ家族の絆が弱くなった時代における人間を支える土台をスピリチュアルケアが担っている．また，今日のスピリチュアルケアが求められている理由は，高度医療の発達した中で，医療中心になり，過剰医療になり，患者の尊厳が失われる中で，尊厳の回復をスピリチュアルなものの中で回復しようとする試みでもある．したがって今日，スピリチュアルケアを考えるには，まずスピリチュアリティとは何か，その本質について明確にしたうえで，そのケアとしてのスピリチュアルケアの役割について論じる必要がある．

WHO専門委員会が，終末期がん患者にスピリチュアルペインの存在を認め，かつ，ペインの緩和の重要性を強調したことは，人々が人生を支える土台，枠組み，根拠を失った時代における全人的ケアの重要性を指摘したものである．この専門委員会の報告書（WHO専門委員会

---

[12] パトリシア・ケリー（1996）スピリチュアリティとは何か．『ターミナルケア』第6巻（第3号），188-191頁．「スピリチュアルケアは終末期患者に対するケアを行う者の重要な責任である」と述べて，終末期患者が残された時間を安楽に過ごすための援助が必要だと訴えている．

報告804号)[13]が,スピリチュアルケアの重要性を,このような現代社会の中で認めた意義は大きいといえる.

1・2 日本のスピリチュアルケアの現在

1・2・1 ケアをしているのは宗教立病院のみ

　アメリカやドイツ,イギリスなどのホスピス／緩和ケア病棟では,スピリチュアルケア・ワーカーが常勤として存在している.アメリカでは標準的病院として認可されるためには,常勤の職員としてスピリチュアルケア・ワーカーが病院内にいることが条件である.患者はいつでもスピリチュアルケア・ワーカーのケアを受けることができる.またドイツでは,アメリカと多少事情が異なっている.病院がチャプレンを雇用するのではなく,宗教教団が病院にチャプレンを派遣するシステムをとっている.このシステムではスピリチュアルケア・ワーカーは病院に経済的負担をかけていないので,病院の思惑とは無関係に活動することができる.日本ではスピリチュアルケアが行われているのはキリスト教立の病院,仏教立の病院でチャプレンを置いているところである.そこでは宗教立だからといって宗教を患者に強要したり,患者の信仰する宗教によって患者の扱いに格差をつけることは決して行われていない.しかし,スピリチュアルケアといっても,宗教立ホスピス・病院がもつ宣教課題（ミッション）が存在しており,患者に奉仕すること,信仰を伝えることが宣教課題になる.宗教立病院に働くスタッフには,その宗教関係者が当たっている.そのために宗教立ホスピス・病院のスピリチュアルケアは,宗教的色彩の強いものになりやすい[14].英国のウエストミンスター教会のジョン・A・ベーカー司教は,「患者に対して,いかなる方法によれ,彼らが信じていることを修正するようなプレッシャーをかけるような提案は,いかに思いやりのあるものでも,全く受け入れ難いものである」[15]と述べている.このことはケアする人が注意すべきことである.

---

13) 世界保健機関編（1993）『がんの痛みからの解放とパリアティブ・ケア—がん患者の生命へのよき支援のために』金原出版.
14) 宗教立ホスピスや病院でのチャプレンは患者の宗教を尊重して,決して特定の宗教や信仰を強制することはない.しかしながら,患者側が宗教の違いを気づかうことがある.患者がこのような気づかいをしないで済むような配慮を考えることが必要である.
15) Dame Cicely Saunders, Dorothy H, Summers, Neville Teller, ed.（1981）"Hospice: the Living idea", Edeward Arnold Limited,（岡村昭彦・訳（2006）『ホスピス　その理念と運動』雲母書房,136頁.）

1・2・2　宗教的ケアとスピリチュアルケアの混同

　スピリチュアルケアは宗教的ケアと混同されることが多い．これはスピリチュアルケア学の未発達の問題が関係する．両ケアとも心理的レベルよりも深い魂のレベルの苦痛へのケアであり，目に見えない超越的なものとの関わりを問題にしている点で共通している．一方，両者の相違点はケアを受ける病人のニーズに対して，どのようなアプローチでケアを行うかである．宗教的ケアは既存の宗教がもつ教えや制度をケアの資源として用いる．キリスト教的ケアは聖書やキリスト教の伝統の中で積み重ねられてきた知識や資源がケアの中心となる．このことは仏教的ケアでも同じである．

　これに対して，スピリチュアルケアは特定の宗教には属さず，患者中心にケアが行われる．特に患者の心理的・文化的・歴史的背景が重視され，そこにケアの資源を求める．ケアの資源として宗教が用いられる場合には，患者がもつ宗教的背景が尊重され，患者が納得するケアが提供されることになる．現在，スピリチュアルケアが宗教者によってなされていることが多いので，スピリチュアルケアが一定の宗教的色彩を持っていることは否めない．患者のスピリチュアルペインが深い罪責感や死後のいのちについて悩み苦しんでいるというものである場合，スピリチュアルケア・ワーカーが宗教家であることで，適切なケアが行われる可能性も高い．しかし，宗教家の考えがもつ雰囲気が嫌いな患者もいるので，このようなスピリチュアルペインへの介入であっても宗教的色を抑えることも必要である．

1・2・3　スピリチュアルケア・ワーカーの不足（教育機関の不足）

　日本ではスピリチュアルケア・ワーカーの数の不足が目立つ．スピリチュアルケアへの関心がやっと起きてきたが，現在，まだスピリチュアルケア・ワーカー専門職の養成教育機関がない．後で述べるが（「1・4・1　スピリチュアルケア・ワーカーの養成」参照），いくつかの機関がスピリチュアルケア養成に向けての教育プログラムを開始したが，高度の専門職プログラムとして多くの人に承認されたものにはなっていない．現在，医療機関でチャプレンの働きをしている人たちの中でさえ，チャプレンとしての本格的教育を受けた人たちは多くはない．海外で教育を受けた人がチャプレンをしているケースはあるが，それで十分とはいえない．日本国内での養成プログラムの開発と教育機関の設立が必要である．

1・2・4　スピリチュアルケアの報酬問題

　スピリチュアルケアへの報酬支払い制度がないことは，スピリチュアルケアの具体化への大きな障害になっている．スピリチュアルケアへの医療報酬が制度化され，報酬が支払われるならば，確実にスピリチュアルケアは普及し，すべての患者は，どの病院でもスピリチュアルケ

アを受けられるようになるだろう．このようにすべての人がどこの医療施設においても，スピリチュアルケアが受けられる状況になることが望ましい．

　一方，医療報酬によってスピリチュアルケア・ワーカーが利益を得る制度には問題が起きる可能性もある．まず報酬が支払われるためには，ケアの成果の評価が不可欠となる．そしてスピリチュアルケアの場合，ケアの成果を明確に評価することは非常に困難である．そこでどのような基準で報酬支払いすべきかということが問題になる．また医療報酬ではケアで利益を得ることになるために，ケアが収入の手段となり，本来のスピリチュアルケアの本質を失う危険性という問題も考えられる．

　このように考えてくると，むしろスピリチュアルケア・ワーカーの経済的基盤を別のところに求めるべきだと思われる．つまりケアへの医療報酬という形ではなく，外部の団体や病院の利益とは無関係のところからの支援で成り立つシステムが必要であろう．

1・2・5　スピリチュアルケアが緩和ケアの一部になることの問題

　現在，スピリチュアルケアは緩和ケアの一部として扱われていることが多い．これはホスピス／緩和ケアへの関心が高まって以来，スピリチュアルケアが医療者間での重要なテーマとして取りあげられるようになったことに起因する．すなわちこの背景には，前述のような，終末期がん患者を全人的存在として扱うことを真剣に考えたホスピス／緩和医療が起きてきたこと，そして全人的ケアとして，それまでの治療・医師・病院中心の医療では十分に扱い切れない患者や家族の実存的問題を，現代ホスピスの祖シシリー・ソンダース医師が身体的・精神的・社会的・スピリチュアル（霊的）な苦痛の緩和という4つの柱からなるホスピス／緩和ケアの理念でもって扱ったことがある．ここで，スピリチュアルケアは他の3つのケアと同じレベルで重要なものとの認識が生まれた．

　だが，今ここで扱う問題は，スピリチュアルケアを身体的苦痛緩和と同じ扱い方でとらえてよいのかという問題である．このような問題が起きる原因は，「緩和」と訳されているパリアティブpalliativeにある．「緩和」は医療者が患者の苦痛を和らげる，除去することを意味する語である[16]．この語の適用として「肉体的苦痛の緩和」というような使い方は可能である．しかし，生きる目的や苦難の意味などというスピリチュアルペインを，本人以外の人の力によって除去できるとは思えない．生きる目的や苦難の意味の理解の仕方には，その人の生き方や価値観が大きく関わるものである．人間の生き方，価値観，ものの認識の仕方を他人が一方的に変えることが可能だろうか．また，そのような作為的行為が倫理的に善として認められるだろうか．人生の目的や苦難の意味を真剣に考えることは，むしろ，非常に人間らしい行為である．真剣に考えることで人生への深い洞察が与えられ，より深い人間性が養われ，他者への思いや

---

[16] 形容詞では，軽減する，一時的に抑える，待期的な，弁解する，の意．名詞では，緩和剤，弁解，酌量すべき情状，姑息な手段，待期療法などの意がある．

りや優しさ，さらには自己の存在の責任に気づくのである．その意味でスピリチュアルケアは苦痛の緩和を目的にしていない．スピリチュアルケアはむしろ患者自身の主体性を重視し，自らからスピリチュアルペインとしっかりと向き合い，自分自身の人生をどのように受け止めるかを考えるのを支えることである．その意味で患者のスピリチュアルペインを緩和するというよりも，スピリチュアルペインを感じている患者自身に寄り添いながら，患者自身が自分の人生に納得できるように支えることといえる[17]．

1・3 緩和医療での「スピリチュアルケア」の位置づけ

ホスピス/緩和ケアでスピリチュアルケアが重要な意味をもつことは，歴史的経緯の中で明らかになった．しかし，この両者がどのような関係にあるかは，あらためて問われるべき問題である．ここではホスピス/緩和ケアとスピリチュアルケアの関係について見てみよう．

淀川キリスト教病院ホスピス編『緩和ケアマニュアル―ターミナルケアマニュアル 改訂第4版』には図1が掲載されている．ここではがん患者がもつ苦痛を全人的苦痛をしてとらえ，

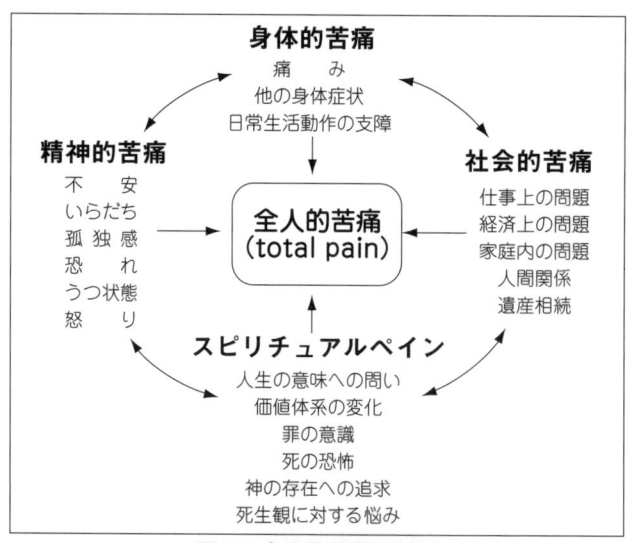

図1 全人的苦痛の理解
(緩和ケアマニュアル―ターミナルケアマニュアル 改訂第4版（2001）より引用)

17) スピリチュアルケアが医療の中でまともに扱われ始めたのは，ホスピス/緩和ケアが始まって以来である．その点からすると緩和医療の中で扱われていることへの積極的評価が必要である．しかし，患者がもつスピリチュアルな苦痛や問題は，身体的苦痛の緩和と同じ質の問題ではないという点が忘れられてはならない．スピリチュアルな苦痛は医療者が苦痛を取り去り，和らげるという作為的行為によってなくなるものではない．この点については，ケアの問題を扱う中で詳しく検討する．

それを分析すると4つの苦痛に分類できると理解されている．すなわち身体的苦痛・精神的苦痛・社会的苦痛・スピリチュアルペインである．この図1はシシリー・ソンダースのホスピス／緩和ケアの理念や世界保健機関（WHO）の主張を図式化したものといえる．身体的苦痛の緩和は主に医師・看護師が担当し，精神的苦痛緩和はカウンセラー・心理療法士があたり，社会的苦痛はソーシャル・ワーカーがあたり，スピリチュアルペインは宗教家が担当すると理解できる．図1ではそれぞれの立場にある専門家がそれぞれの役割を担うことは明らかであるが，それぞれの相関関係が必ずしも明確ではない．

一方，伊藤高章は患者の全人的苦痛に対して，チーム担当制を提示し，3種類のチームが緩和を担当することを明らかにした伊藤モデルを提示している（図2　伊藤モデル）[18]．3種類のチームとは，チームA（Acute），チームB（Basic），チームC（Community Resource）である．チームAは医師・看護師・薬剤師などからなる．患者の身体的苦痛の緩和が目的であり，患者の疾患の治療が主で，EBMが中心となる．それに対して，チームBは心理職・社会福祉職・スピリチュアルケア・ワーカーで構成され，治療基盤を整えることを目的に，患者の自己決定の支援が行われるので，患者の個人的感情への共感が重要になる．チームCは文化・制度・企業・NPO・マスコミ・政財界などに関わる人々によって構成され，医療の公共性およびケアの社会性を保証することを目的に，地域の資源の活用がなされる．

伊藤のモデルはチームという概念で患者のケアの分担を明らかにし独立の役割を示したもので，このモデルでは患者のQOLの向上に果たすスタッフの役割が明確にされている．またそれぞれが独立しつつも，患者を中心としてチーム同士互いに関わることを明らかにするモデルである．

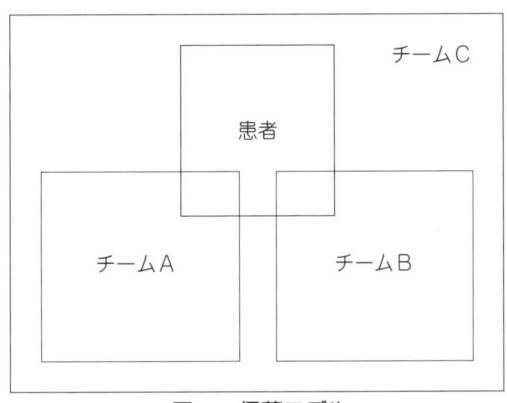

図2　伊藤モデル

---

18) 伊藤高章（印刷中）．チーム医療におけるスピリチュアルケア．窪寺俊之・平林孝裕・編『続スピリチュアルケアを語る』関西学院大学出版会．

1・4 日本におけるスピリチュアルケアの課題

　日本のスピリチュアルケアが医療の臨床現場で動き出すための課題がいくつかある．ここでは3つの課題を取りあげて説明を加える．第1はスピリチュアルケア・ワーカーの養成，第2はスピリチュアルケアのシステムの構築，第3はスピリチュアルケア学の理論の構築である．

1・4・1 スピリチュアルケア・ワーカーの養成

　日本には，スピリチュアルケア・ワーカーの養成を第一目的とした教育機関はまだない．いくつかの団体・教育機関がスピリチュアルケア・ワーカー養成プログラムやスピリチュアルケア学科を開設した段階である[19]．将来，これらの団体や機関で養成されたスピリチュアルケア・ワーカーが活動しはじめるようになると思われるが，スピリチュアルケア・ワーカー養成プログラムは，受講対象によって異なるプログラムが求められる．スピリチュアルケア・ワーカーの候補には，3つのグループの人たちが考えられる．第1のグループはスピリチュアルケア専門職，第2のグループは医師・看護師・理学療法士・医療ソーシャルワーカー・栄養士など，そして第3のグループがボランティアの方々である．

1）スピリチュアルケア・ワーカー養成プログラム

a）スピリチュアルケア専門職の養成プログラム

　この養成プログラムについては，9章「スピリチュアルケア・ワーカー論」で詳しく述べるが，ここではスピリチュアルケア専門職養成の必要性について述べる．スピリチュアルケア専門職は，スピリチュアルケアの専門的教育を受けて，専門的職務を果たす人で，患者に関わる他の専門職の人たちと協力し合いながら職務を果たす人たちである．医師・看護師・薬剤師・理学療法士・栄養士などの専門職とチーム医療を行うためには，スピリチュアルケアの専門教育を受ける必要がある．医療チームの中でスピリチュアルケア・ワーカーとしての知識と技術を十分身に付けていることが必須条件であり，そのうえで医療チームのそれぞれの専門職とのコミュニケーションを行うための医療全般の知識を持ち，互いの領域を尊重しながら協力関係を作れることが望まれる．

---

[19] 日本看護協会の認定看護師養成プログラムの中にスピリチュアルケアの科目が入れられている．また，Wキッペス神父を中心とした臨床パストラルケア教育研修センター主催のプログラムが希望者に開かれている．また，関西を中心に，臨床スピリチュアルケア協会（Professional Association for Spiritual Care and Health）が市立堺病院を実習病院にスピリチュアルケア・ワーカーの養成を行っている．そのほか，高野山大学が2006年にスピリチュアルケア学科を開始している．

b）医師・看護師・薬剤師・理学療法士・栄養士のためのプログラム

　スピリチュアルケア専門職のプログラムとは異なるプログラムが必要である．すべての医療者が専門的教育を受けてスピリチュアルケア・ワーカーの専門家になることは現実的には不可能である．しかし，患者のスピリチュアルペインやニーズを読み取ることができ，アセスメントできる知識と技術が求められる．たとえば，スピリチュアルペインとは何か，スピリチュアルニーズとは何か，スピリチュアルペインのアセスメント方法，他の専門職への紹介の方法などをプログラムに入れることがよい．

c）ボランティアのためのプログラム

　ボランティアがスピリチュアルケアに携わることは比較的多い．さまざまな形のボランティア活動がある．ベッドサイドで患者の相手をする人，生活の介護をする人，ピアノの演奏で患者を和ませる人もいる．ボランティアの種類にもよるが，直接患者に接する人は患者のスピリチュアルペインやニーズについての簡単な知識をもっていることは有益である．特に，傾聴のスキルを身に付けて患者のこころの深みにある苦痛に共感できる能力をもてるような教育プログラムが望ましい．ボランティアのほとんどはスピリチュアルケアのための専門的教育を受けた人ではなく，素人で人の役に立ちたいと思っている人たちである．このような善意が患者のこころを開かせて，こころの深みにある人生の意味や苦難についての疑問を解放するきっかけになる．そして，それはボランティア個人にとっても，驚くほど自分自身の人生の意味や死後のいのちなどの実存的問題を解決するきっかけになることがある．

1・4・2　システムの構築

　スピリチュアルケアを臨床現場で具体化するためには，スピリチュアルケア・ワーカー養成が必須条件であることを述べた．だが必須条件であって，ケアワーカーの養成プログラムを修めればスピリチュアルケア・ワーカーとしてすぐに活躍できるわけではない．スピリチュアルケア・ワーカーが患者のニーズに応えるためには，ケアのシステムの構築が必要になる．このシステムの構築において考慮されるべきことが3つある．第1にスピリチュアルケア・ワーカーの病院内での位置づけ，第2にスピリチュアルケア・ワーカーを支える病院内でのシステムの構築，第3にスピリチュアルケアの責任の所在である．

a）ケア・ワーカーの病院内での位置づけ

　病院内でのスピリチュアルケア・ワーカーの位置づけをどうするかは，スピリチュアルケア・ワーカーの動き出しをスムースにするために非常に重要な事項である．スピリチュアルケア・ワーカーが仮に医療部・看護部の下に配置されると，スピリチュアルケア・ワーカーは医師・看護師とパートナーとして働くことができない．患者にとって疼痛緩和の医療を受けることも重要であるが，死の不安にある時には，医療よりもスピリチュアルケアが優先されること

もある．そのためには，スピリチュアルケア・ワーカーが専門職として医師・看護師などと同等の位置づけにあることが必要である．

b）スピリチュアルケア・ワーカーを支える病院内でのシステム構築

スピリチュアルケア・ワーカーは病棟看護師との連携を密にして，彼らから患者の心身の状況を知ることが必要である．スピリチュアルケア・ワーカーが一人ですべての患者の心身の状況を把握することは不可能であるから，看護師・医師・ボランティアなどとの連携をよくした，スピリチュアルケア・ワーカーを支える病院内でのシステムが必要である．病院によっては，スピリチュアルケアの専門部署をつくり，医師・看護師・薬剤師・理学療法士・医療ソーシャルワーカー・栄養士などで構成して，そのコンビーナーの役割をスピリチュアルケア・ワーカーが任うこともある．

c）スピチュアルケアの責任の所在

前述してきたようなシステムを作ることの大切さは，スピリチュアルケアは病院全体の働きとして行う使命（責任）であるという認識を病院で働くすべてのスタッフが確認，共有することにある．さらにスピリチュアルケア・ワーカーの働きに病院全体で参加することで，スピリチュアルケア・ワーカーを孤立させないメリットもある．さらに，病院全体が患者のスピリチュアルケアに関心をもっていることを全職員が理解することで，職員同士のスピリチュアリティへの配慮できる心を養うことができる．医療に関わる者は多忙のために燃え尽き症候群になりやすい．病院全体がスピリチュアルケアに関心を持つことは，病院内の職員のスピリチュアリティへのケアの意識を高める結果をも生み出す．

患者・家族とともに職員を含めた人々のスピリチュアリティへのケアを病院がするとき，その最終的責任者は病院長である．

1・4・3　理論の構築とスピリチュアルケア学の学問的発展

スピリチュアルケアを臨床の場で具体化するには，スピリチュアルケア学が学問として構築される必要がある．スピリチュアルケア学が構築されるには，患者のスピリチュアルニーズやケアの方法が学問として構築される必要がある．そのためには精神医学・看護学・心理学・ケア学・社会学をはじめ，宗教学・宗教哲学・宗教史などを含む学際的研究が必要である．また，さらに患者の心に届く臨床的なスピリチュアルケア学の構築を可能にするためには，学術書のみならず，スピリチュアルケアを実践している人（専門職・ボランティア）の体験や闘病者の闘病日記[20]なども学問の対象として参照していく必要があろう．

20）スピリチュアルケアを実践しているチャプレンやビハーラ僧，医師などの書物は，患者のニーズをだれよりも的確に知っている．また，闘病記には患者の正直な気持ちが表現されていて，他の資料に勝る研究資料になる．

1・5 スピリチュアルケア・モデルの構築

　スピリチュアルケアは，単に治療することではなく，患者に全体的に関わり，人間として生きることができるように支えることである．スピリチュアルケアの普及と実践のためには，ケアのための学際的研究や学問・臨床的方法・組織が必要になる．すなわちここで意図していることは「スピリチュアルケア・モデル」を構築することである．

　このような「スピリチュアルケア・モデル」を創るには，単にスピリチュアリティを深めるだけではなしに，医療の中でのスピリチュアルケア・モデルを創り出すためのスピリチュアリティ自体への発想の転換が求められる．

　「スピリチュアリティ」はさまざまな分野の研究者によって多角的研究がなされてきた．過去に宗教の領域で扱われたスピリチュアリティが，今日では心理学，社会学，文化人類学などでも重要問題として扱われている．過去に遡れば，修道生活や修道者に代表されるスピリチュアリティは，スピリチュアリティの歴史では最も基本的といえる．過去のスピリチュアリティへの関心は宗教の中での事柄であって，スピリチュアリティは個人の宗教的心理の深さや高さ，純粋性が問題になっていた．その宗教がもつ理想的レベルへの達成度がスピリチュアリティの目標になっていた．その目標達成のために自己犠牲を伴う修道生活が存在した．

　このような宗教世界で扱われてきたスピリチュアリティが医療の中に取り入れられて，不治の病を負った人たちへのスピリチュアルケアとして扱われようとしている．それが今日の「終末期がん患者へのスピリチュアルケア」である．

　スピリチュアリティが，終末期がん患者へのケアの一つとして扱われることで，修道生活でのスピリチュアリティを考える場合とは扱い方が異なってくる．修道生活でのスピリチュアリティへの関心は，修道者個人の関心から生まれたものであり，修道者自身の内的成長が目的になっている．それに対してスピリチュアリティを医療の中でケアの一つとして扱う場合には，健康を失い，精神的に動揺し，生きる意味を喪失して不安や恐れに捕らわれた人が，自分の人生としっかりと向き合うことができるようになるための働きとして「スピリチュアルケア」が意図されている．つまり，死に直面した人が，自分自身を回復するための働きとしてスピリチュアルケアが存在している．

　以上のことから終末期がん患者へのスピリチュアルケアは，患者のスピリチュアリティを生かして残された生を支えることを目的にしたものである．終末期の患者の苦痛への共感を持ちながら，周りの人が患者の生をできるかぎり充実したものとなるように支える働きである．ここでは「ケア」が重要な概念である．

さて，筆者はこのような医療中でケアの一つとして扱われるスピリチュアリティという新たな視点のもと，スピリチュアルケア・モデルの構築を現在進行中であるが，ここで「医療モデル」としない理由について一つ述べる必要がある．現在の医療は治療・医療者・病院中心であって非常に管理的傾向が強い．「医療モデル」は医療者によるキュアー（治療）が目的であって，医療者によるコントロールが介在している．スピリチュアルケアは，このコントロールとは本質的には異質のものである．不治の病をもつ患者を一人の人間としてみて，寄り添いながら援助する働きである．病気や痛みはコントロールできないが，病気を抱える人がより充実した意味ある生活を完成できるように支えることはできる．死に直面した状況にある患者への「支えとしてのケア」がスピリチュアルケアである．

　「スピリチュアルケア・モデル」は，「宗教的モデル」や「医療モデル」とは異なる．宗教的モデルは宗教者による患者の魂への働きかけであり，「医療モデル」は患者の疾患のコントロールに関心を持ったケア・モデルであるが，「スピリチュアルケア・モデル」は，患者個人の主観的関心・価値観を尊重しながら，それをコントロールすることを目的とせず，むしろ患者の「生」を支え，励まし，力づけて，患者自身の納得いく生を実現することを目的とする．

　このような目的のためには，スピリチュアリティの本質を「ケア」の視点から見直し，構成し直す必要がある．医療の中で，患者の生を支えるために，特に，終末期がん患者の「スピリチュアルな痛み」とスピリチュアルケア・ワーカーの「ケア」が適切に呼応するためには，スピリチュアリティの構造，機能，成果を明らかにする必要がある．

　したがって次の第2章はスピリチュアリティの構造，機能，成果についての理解を深める章としたい．

2章 スピリチュアリティの理解

2・1 スピリチュアリティの起源

2・1・1 スピリチュアリティが人間に備わっている理由

　スピリチュアリティは人間に備わっている資質である．生きることが脅かされる危機に直面して，生きる土台・意味・目的が失われた時，危機を生き抜く機能としてスピリチュアリティを人間の生得的資質として進化させたと考えられる．ここではスピリチュアリティの発生（誕生）理由を明らかにすることによって，スピリチュアリティがすべての人の内に宿っている資質であるという普遍的事実を明らかにしたい．スピリチュアリティは特定の人にだけ関わる資質ではなく，すべての人に備わっている．特に生命の危機に直面し，生きる土台・意味・目的が失われた時には，スピリチュアリティが顕著に覚醒し，ペインが発生し，スピリチュアルケアを必要とする事態になる．覚醒したスピリチュアリティは，失われた生きる土台・枠組み・価値観を再構築する方向で動きはじめる．その意味でスピリチュアリティはヒトという種の存続，発達に関わるもので，自己保存・自己防衛的機能を持つことがわかる．また，スピリチュアリティがヒトの生活の環境の変化に伴なって進化することが考えられる．さらにスピリチュアリティが，本質的に「機能」として存在するならば，それは生活の質の向上と密接な関係を持つこととなる．

　このようなことを明らかにするため，スピリチュアリティが生来人間に備わっているという根拠の手がかりを，宗教，生物学，人類学といった諸分野から考察してみたい．

2・1・2 宗教を手がかりに

　宗教の起源については，諸説がある[1)2)]．その説に従えば，スピリチュアリティが人間の中に生来組み込まれている理由が明らかになる．世界の人類の遺跡には，しばしば，祭壇や宗教的儀式が行われていた跡をみる[3)]．その宗教的儀式は，今日のような社会的制度として認められるようなものではなかったが，偉大な存在への畏敬の念を表現するものであった．このような古い埋葬の遺跡や祭壇の存在は，古代人の心の中に目に見えない大きなものを畏敬したり，死者を人が届かないところに送る儀式を行うことで安堵，安心する心理があったことを教えて

---

1) 山折哲雄（1991）『世界宗教大辞典』平凡社．
2) 島薗　進，深澤英隆，石井研士，下田正弘（2007）『宗教学文献事典』弘文堂．
3) 中国の長江の遺跡から石を積み重ねた箇所に人骨が置かれた埋葬の跡が発掘された．約6,000年程前のものである（朝日新聞1995年7月2日朝刊）．

くれる．当時の宗教は今日の宗教のような明確に理論化された神仏概念や礼拝様式はなかったが，宗教的心理が表現され，宗教的心情があって，超越的なものや究極的なものへの想いがあったといえる．このような宗教が自然に起きてくる理由を考えると，人間の中には霊的なもの（スピリチュアルなもの）への関心，つまり，超越的なものへの関心があることが明らかになる[4]．

聖書にはスピリットの起源について神が息（ヘブライ語ネシェーマー）を吹き込んだことで「人」は生きたものとなったと記されている[5]．この記述は人間がスピリチュアルな存在である理由の聖書的説明である．人間は神の息を受け取ることで，神との交流ができる存在となり，人間存在の基礎を得たという解釈である．人間同士の水平的関係が始まる前に，すでに神との垂直的関係が，ここに生じたのである．この聖書的説明によれば，人間が創造された時点から人間と神との交わりがあり，次に人間同士の関係が始まったということになる．

2・1・3 生物学的進化の観点から

生命科学者の柳澤桂子は，宗教の起源について生物学の進化の考え方[6]を用いて説明している．柳澤は「人間の意識の進化は，アニミズムにはじまって，人格神を求める自我が育ち，さらに人格神を超越したところに，より進んだ信仰の世界があるのだと私は信じております」と述べている[7]．脳科学者の茂木健一郎は「私たちの心は，私たちの脳の中のニューロンの活動に伴なって生まれている」という認識を述べている[8]．この説によれば宗教も脳内現象として存在する．すなわち，生物学的な理解をすると，人間の進化の過程でスピリチュアリティが誕生し，かつ進化して現在のように神秘的なものを認識し思考する能力を身につけたと考えられる．特にスピリチュアリティの発生の契機は，人間が「死」を経験し，また「群れ」の生活を強いられてきたことに，多少の根拠を与えることができよう．人の基本的欲求は種として生きることである．生命は「生きる」という基本的動機によって生きている．しかし，「死」は人間の有限性と制限を示している．「群れ」は生の自由な発露を阻止するものである．人間という有限的存在として死を経験するとき，人は永遠を思い描くことで有限性を超えようとした．この永遠への思いが少しずつ発達することで，スピリチュアリティが形成されたと考えられる．

---

4) 島薗　進，西平　直・編（2001）『宗教心理の探究』東京大学出版会．この著書では，宗教を教義，教団などの側面からアプローチせず，むしろ人間の心の問題として宗教を扱っている．神秘主義，集団的宗教心理，実存的宗教心理，精神分析的宗教，ヒューマニスティック心理学など幅広く扱われている．
5) 創世記2：7
6) 参考書：ジョン・C・エックルズ／大野忠雄，斉藤元一郎・訳（1998）『自己はどのように脳をコントロールするか』シュプリンガー・ファアラーク東京．F・クリック／中原英臣，佐川　峻・訳（1995）『DNAに魂はあるか―驚異の仮説』講談社．田森佳秀「神経活動から主観的知覚の多様体を構築する」画像の認識・理解のシンポジウム（MIRU '98, Vol. II:169-174）．茂木健一郎（1995）「意識における時間の流れはいかにつくり出されているか」生体の科学，第46巻1号，82-86頁．茂木健一郎（1997）『脳とクオリア』日経サイエンス社．養老孟司（1998）『唯脳論』ちくま文芸文庫．養老孟司（2002）『カミとヒトの解剖学』ちくま文芸文庫．養老孟司，森岡正博（2003）『対談脳と生命』ちくま文芸文庫．
7) 柳澤桂子（2006）『永遠のなかに生きる』集英社．
8) 茂木健一郎（2006）『クオリア入門』ちくま学芸文庫，34-47頁．

また，人間は，その誕生以来，家族，社会という「群れ」の中で生命が守られ，生きる道を見出してきた．「群れ」という集団は個を守る機能（個の保護機能）と個を抹殺する機能（自己実現抑制機能）を同時に持つ．個は群れの中では自己抑制して群れに適応しなくてはならない．個が適応する段階に至るまでには自己葛藤し，学習し，忍耐が伴うものである．このような集団（群れ）の中で自分のいのちの意味や価値，あるいはセルフ・アイデンティティを形成してきたと考えられる．スピリチュアリティという性質が人に備わっている原因について，このような視点から明らかにする学問的作業は現在までなされてこなかったが，この問題は今後研究される必要がある．

2・1・4　人類史を手がかりに

前述の生物学的進化の観点からの視点に重なるが，人類史的に見ると，人類の誕生以来，人類は自然の中で生命を育み，成長し，開花してきたが，それとともに，生命はいつも破壊，消滅の危機を経験しながら生きてきた．自然は人間に食物を与え，休息の場を提供してきたが，一方では，自然の脅威は人間の生命を奪う危機をもたらしていた．生活の食物を得るにも，自然災害，動物の襲撃，突発的事故などが常に伴い，かつ衛生環境の悪い中では，病気など生命を脅かす危機が満ちていた．人類は自然が持つ恩恵と脅威とうまく付き合いながら，生命を生み出し，保持し，発展させるシステムを生み出してきた．

人間は人間のもつ生物学的有限性の中で，挫折・悲嘆・苦悩・制約・束縛などを経験してきた．両親や親しい者の死に出会い，別れの悲しみを経験し，その悲しみと向かい合う方法を考え出さざるを得なかった．肉体的死は，肉体的離別，消滅であり，解決の道を，「再会」「不滅」「甦り」に求めた．「死の問題」と向き合う中で，必然的に「再会」「不滅」「甦り」の思想を生み出したのである．

また人間は生物的早産で生まれてくるが，両親に守られて生育し，自立してからは家族をつくり，「群れ」をなして生きていく．群れをなしてしか生きられない存在でもあった．人間は動物に比べて早産で生まれるので，両親に守られることでしか生命は保てない．両親の保護を離れると，群れ（集団）の中に加わることで保護される．しかし「群れ」の集団生活は脅威から自分の生命を守るが，一方で，集団の中で生命が互いに争い，ときには生命を奪い合うことさえある．人間にとっては集団生活自体が個人の生命の危機にもなっていく．肉体的生命の危機と同時に，生物としての個の特性を失う精神的危機が常にあった．

このような「死の経験」と「群れの生活」という肉体的・精神的死の経験は，悲嘆からの解放・束縛からの自由という欲求を人間の内に起こさせてきた．人間は肉体的死を思索し，精神的死を客観化するが，その能力は，さらにこのような制限の解決の道を人間を超えたものに求めさせた．つまり，人間が持つ制約の解決の道を人間存在を超えたものの中に求めてきた．人間の能力を超えるものへの関心・探究が起こり，それとの関係を持つことへの関心がスピリ

チュアリティを形成したといえる．この「死」「群れ」という2つの問題が，人間にスピリチュアリティという性質を進化させて備えさせたと考えられる．

「肉体的死」「精神的死」は，人間の肉体的有限性を解決するために永遠の住まいとして，輪廻思想・天国・極楽浄土などの思想を生み出した．このような思想は有限性の不安や恐れを克服して安心・平安・安寧を保障する世界を創りだした．このように生命の危機は，人間以外のものに安全を求める志向性を育て，それが超越的なもの・究極的なもの（人間存在の垂直的関係性）に向かうスピリチュアリティとして人間に備わり，資質として発達させたと考えられる．

2・1・5　深層心理学を手がかりに

ユング C（1875-1961）はすべての人に共通する集団的無意識の概念，すなわち深層心理学を用いて宗教の起源を明らかにしているが[9]，これは同時にスピリチュアリティの起源をも説明しうるものである．ユングは患者との臨床的経験を基にして，不思議なことに患者の体験と古代の宗教との間に共通のシンボルのあることを見出し，人間が抱える心理的問題を深く眺めると，そこには明らかに宗教的問題やスピリチュアリティが存在することを明らかにした．また増澤知子[10]はフロイトの精神分析を基に宗教の起源を探究し，人が直面する社会や個人的関係の中での行き詰まりや葛藤が，人間のスピリチュリティを生成するのではないかという見解を述べている．この見解はスピリチュアリティがすべての人に備わっていて，また生成・進化されうるものであるということを説明づける注目すべき研究である．

2・2　スピリチュアリティの各領域における定義

今日，スピリチュアリティの定義は定まっていない．宗教的意味合いの強いこの言葉は，哲学や心理学などでも用いられることによって，当初の宗教的意味から多様な意味を包摂してきたためである[11]．安藤 治は，「1960年代までは英語の辞書にも現在のspiritualityを示すような説明が見られない」という[12]．すなわち，1960年以降，スピリチュアリティが示す意味が拡大していることがわかる．研究領域が異なると，異なる意味合いが加わるので，一つの定義ですべての領域で通用する意味を立てることが不可能な状態になっている．

ただし，スピリチュアリティの定義をまとめようとする動きはある．人間性心理学の立場に

---

9) Carl G. Jung（1938）"Psychologie und Religion" Yale University Press, New Haven（村本詔司・訳（1989）『心理学と宗教』人文書院）.
10) 増澤知子（1999）『夢の時を求めて―宗教の起源の探求』中村圭志・訳，玉川大学出版部.
11) 島薗 進（2007）『スピリチュアリティの興隆』岩波書店.
12) 安藤 治（2007）現代のスピリチュアリティ．『スピリチュアリティの心理学』せせらぎ出版，13頁.

立ってスピリチュアリティの定義，概説等をまとめたエリキンスDNらの研究によると，スピリチュアリティの定義に含まれているべき要素として，9の構成要素が抽出されたとある[13]．すなわち①超越的次元の存在，②生の意味と目的の追求，③生における使命感，④生の神聖さの自覚，⑤物質的価値に満足を置かないこと，⑥愛他主義，⑦理想主義，⑧悲しみの自覚，⑨スピリチュアリティの完成，の9つである．また河　正子らも，各領域におけるスピリチュアリティの共通意味の抽出作業を行っている[14]．そのほか，葛西賢太はWHO（世界保健機関）の憲章の健康の定義の改訂案をきっかけにして作られたWHOQOL（WHOのQOL尺度）を基にして，スピリチュアリティ4領域18項目の表を作成している[15]．4領域とは，第1領域－人間関係，第2領域－生きていくうえでの規範，第3領域－超越，第4領域－特定の宗教をもつこと，としている．

　ここでは宗教学，哲学，心理学，社会学，医療の5つの領域を取りあげて，スピリチュアリティがどのような関心と目的をもって研究されているかを明らかにしたい．もちろん，それぞれの分野の中でも幅があるので，このような分類方法が短絡的であるとの指摘があることは承知している．このような分類をすることで，自分のスピリチュアリティへの関心の位置を見つけ出し，確認することがここでの目的である．

2・2・1　宗教学的理解（聖なるものへの志向性）

　かつて，スピリチュアリティへの関心は，宗教家や宗教研究家によるものが中心であった．たとえば，砂漠に修道院を建設した修道士たちは，この地から離れて，神との体験的一致を求めた．神との合一からくる聖なる体験こそ，修道士たちが求めたものであり，そしてこのような宗教的体験はスピリチュアルな体験として大切にされたのである[16]．ロヨラⅠ（1491-1556）は著書『霊操』の中で，霊魂を鍛えるために修業者が守るべき注意点・修業の手順・規則などを詳細に書いている[17]．すなわち霊的修業の指導書である．その目的は霊魂を活性化して，生きた神との直接的な交わりを目指すことである．また，日本では鈴木大拙（1870-1966）が『日本的霊性』において，「霊性の日本的なるものは何か．自分の考えでは浄土思想と禅とが，最も純粋な姿でそれであると言いたいのである」と述べて，その体現を強調している[18]．このような例でわかることは，宗教的霊性（スピリチュアリティ）は神仏との深い関係を結ぶ中で与えられる聖潔な生き方を示していることである．今日でもスピリチュアリティは宗教学者た

13）前掲書，15頁を参照．原論文はElkins,D.N., Hedstrom,L., Leaf, J.A., Saunders, C. "Toward A Humanistic Phenomenological Spirituality: Definition, Description, and Measurement", Journal of Humanistic Psychology, Vol.28(4), pp.5-18, 1988.
14）河　正子（2002）「終末期がん患者のスピリチュアルケアに関する理論的基礎の構築―スピリチュアリティの意味とその構成概念の明確化」『平成12～13年度科学研究費補助金基礎研究（c）（2）研究成果報告書』．
15）葛西賢太（2003）『スピリチュアリティ』を使う人々．湯浅泰雄・監修『スピリチュアリティの現在―宗教・倫理・心理の観点』人文書院，148頁．
16）鈴木宣明（2000）『キリストへの憧れ―神秘・霊性史研究ノート』聖母文庫．
17）イグナチオ・ロヨラ／門脇桂吉・訳（1995）『霊操』岩波書店．
18）鈴木大拙（1979）『日本的霊性』岩波書店，20頁．

ちの研究の中心にある[19]．この伝統は今日でも生きている[20]．

2・2・2　哲学的理解（存在の不安）

　今日のスピリチュアリティの研究で，スピリチュアリティを存在論の問題として考えているのは，宗教哲学や実在哲学に関心を持つ研究者たちである．生きる意味を求めて，スピリチュアルな世界を探求する傾向が最近は大きい．人間存在に哲学的関心を示した哲学者たちは，スピリチュアリティというものを生を支える根拠として解釈して，特に生きる意味にスピリチュアルなものを求めた．存在に伴う不安をとりあげ，不安の解釈を神や自己自体に求めようとしている．このような考え方は既存の宗教の枠を超えたスピリチュアルなものを求めているといえるかもしれない．スピリチュアリティをこのような存在論からとらえる傾向は，特にこの世には本質といえる確かなものが見出せないという現代社会への認識が背後にある．

2・2・3　心理学的理解（セルフ・アイデンティティの確立）

　心理学者やカウンセラーもスピリチュアルな事柄に関心を持ってきた．特にトランスパーソナル心理学[21]などではその傾向が顕著である．トランスパーソナルとは，パーソナル（人格的，人間的）を超えるの意味で，トランスパーソナル心理学とは一般的には人間の五感を超える世界に目を向ける心理学である．人間の五感を超える世界に関心を寄せているので，スピリチュアルな世界への関心を持つ．そこでは，スピリチュアリティはセルフ・アイデンティティの問題として扱われている．自己を超え，人間の世界を超え，目に見えない世界との関係の中で，自分とは何かを見つけ出すことが目的であり，手段である．

2・2・4　社会学的理解（自己喪失から自己確立へ）

　社会学者の関心は，社会を複雑化・情報過多と特徴づけて，その中で自己喪失した人間を分析しながら，自己確立への道を探ることである[22]．社会学者の関心の中心は，相対的社会の規準に対して，自己の存在や自己同一性を求める規準としてのスピリチュアリティを想定することである．相対的なものに対して，存在を支えるための「確かさ」を求めてのスピリチュアリ

---

19) 鎌田東二・編著（2007）『霊』春秋社．
20) 久保田展弘（2006）『日本の聖地』講談社学術文庫，208-209頁．久保田は次のように述べている．「大乗戒壇をおいた比叡山のおよそ千二百年におよぶ宗教史を貫いてきたもの，それは山中における修行に尽きるだろう．『叡山に住せしめ，十二年のあいだ山門を出でず…』と最澄が『六条式』に規定した十二年籠山行はいまも，最澄の廟がある浄土院において実践されている．『論湿寒貧』という叡山特有の言葉がある．学問を厳しく修め，湿度の高い，苛酷な寒さの山上に清貧の日々を律してゆくという，山岳道場における修道の生活そのままを言い表した言葉だが，山上の行にはいまもこの謂が生きている」
21) 安藤　治，湯浅泰雄・編（2007）『スピリチュアリティの心理学』せせらぎ出版．
22) 伊藤雅之・樫尾直樹・弓山達也・編（2004）『スピリチュアリティの社会学』世界思想社．

ティである．このような枠組みでのスピリチュアリティの中には，神のような人間世界を超越したものも含まれるが，相対性を持ちながら人生の基盤を支えることができる「確かさ」を求めようとしているため，このような「確かさ」を自然の中に求めるか，人間関係に求めるのか，歴史的継続性に求めるのか，あるいは，親密な人間関係に求めるのか，あるいは実存的経験に求めるかによって，社会学における立場の違いが生まれている．

2・2・5　健康学的理解（癒し）

医療においてもスピリチュアリティへの関心が高まっている．がんの終末期患者へのケアの中にスピリチュアルケアが取り入れられてから，ホスピスや緩和医療の分野ではスピリチュアルケアへの関心が一挙に高まった[23]．このような場では，魂の痛みに対するスピリチュアルケアの必要性が議論されている．また，1998年には，世界保健機関（WHO）憲章の「健康」の定義の改訂が発議され，健康の定義として「身体的，精神的，社会的および霊的（スピリチュアル）にダイナミックに安寧な状態である」ということが提案されて以来，健康とスピリチュアリティが関係していることが公的にも明確化された．

2・3　スピリチュアリティの言語的解釈

ここでは「スピリチュアリティ」の言語的意味について検討し，そのうえでスピリチュアリティにおける垂直的関係性について述べたい．

2・3・1　スピリチュアリティの言語的意味

スピリチュアリティ（spirituality）は一般的には霊性・精神性などと訳されるが，その語源であるスピリット（spirit）はさらにラテン語のspiritus（名詞形）を語源とし，「息，風」を第1義として，そこから「生命，活力，根源」などが第2義として生まれた[24]．ヘブライ語では「霊」はruachが用いられ，「創世記」第2章7節にその用例があるが，ヘブライ語の元の意味は「風・息」である．また『新約聖書』の「ヨハネによる福音書」第4章24節や「使徒言行録」第2章4節などでは，「霊」を表す語はギリシャ語のpneumaが用いられているが，この言

---

23) 世界保健機関専門委員会・編（1997）『世界保健機関専門委員会報告書804号』金原出版．
24) 西平　直（2007）スピリチュアリティ再考．安藤　治，湯浅泰雄・編『スピリチュアリティの心理学』せせらぎ出版，71-90頁．

葉の元の意味は「風・息」である．これらの言語ではいずれも風・息を意味している点で共通している．ここから推察されることはスピリットとは，わたしたちの肉体に固有なものではなく[25]，風のように人間の力や意思を超えたところから吹いてくるもの，与えられるものを指している．そして人間の力を超える超越性や神秘性の意味が含まれている．人はこのような特徴を持つスピリットによって，生命・活力・精神をいただくと考えたのである．人間は自分を超えたものとの垂直的関係の中で，生命・活力・精神を持つことができるということである．

2・3・2 スピリチュアリティの特徴—垂直的関係

前述のようにスピリットは上から与えられる生命という意味があることから，スピリチュアリティでは基本的に「人間」を垂直的関係でとらえる特徴がある[26]（図3）．垂直的関係とは，超越的他者としての「神的存在」「神秘的存在」「人間を超えた存在」「永遠に変わらない存在」と人間は関わって生きていることを指している．「わたし」が「神的存在」と関わり，その関係の中で生かされているというのが垂直的関係である．また，自己の深みをみることで出会う「究極的自己」との関係が垂直的関係を作っている．このような目に見えない「神的存在」や「究極的自己」と自分の人生が関わっているという感覚を私達は持っている．このような垂直的関係はしばしば，わたしの人生の土台となってわたしを支え，あるいはわたしの生存の枠組みとなって生を意味づけし，人生を方向づけする価値観を作っている．

2・3・3 スピリチュアリティの超越性と究極性

前述した垂直的関係を作る構成因には大きく分けて2つある[27]．一つは「超越的他者」，もう一つは「究極的自己」である（図3）．第1の超越的存在は，自分の外にある他者であるので，超越的他者である．これはしばしば，「神的存在」，「神秘的存在」，「人間を超えた存在」として本人には受け止められる主観的感覚・信念である．この感覚・信念はわたし自身の人生の目的・価値を与え，存在の土台・枠組みを与える機能を果たす．

第2の究極的自己は自分の中の本当の自分である．日常のわたしたちは仮面の自分で生きている．虚栄心・劣等感・嫉妬心などを持っているために，本当の自分を押し隠している．そのためにいのちの危機に直面した時，本当の自分をつかむことができず動揺してしまう．究極的自己とは本当の自分自身に出会うことであり，それを実感することで人間らしさ・自分らしさ

---

25) スピリットは，死とともに人間から離れると見なされていることから，スピリットが人間に固有のものではないと考えたと思われる．
26) 人間関係には2つある．「水平的関係」と「垂直的関係」である．水平的関係は「わたし—あなた」の関係でとらえる親子関係・夫婦関係・兄弟姉妹・友人関係などで，社会的地位・役割の相違があっても，同じ人間同士の関係である．すべての人は死を迎えるという有限的存在であり，能力・運命はすべての人で共通している．
27) 窪寺俊之（1999）スピリチュアルケアとQOL．『緩和医療学』三輪書店．

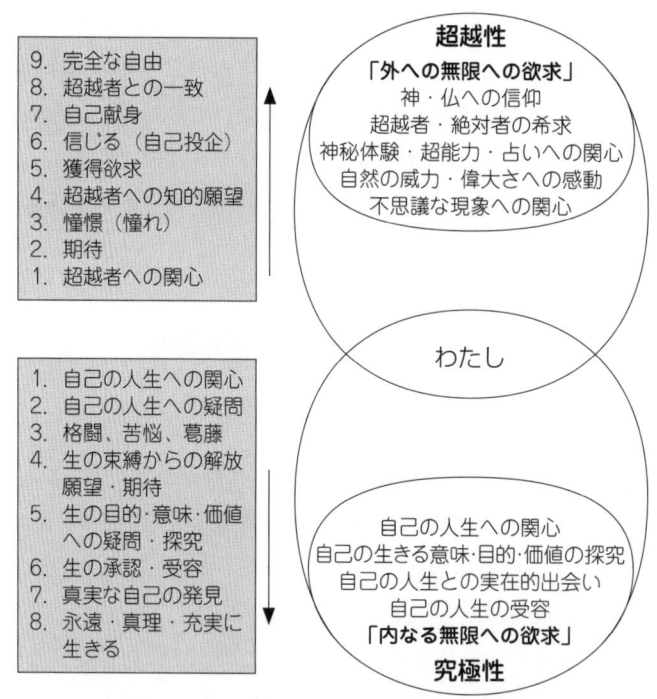

図3　スピリチュアリティの超越性と究極性[27]

を獲得する機能を果たす．この2つの要素について，次にもう少し詳しく説明しよう．

1）超越的他者

　超越的他者は文化・国・地域によって異なる形をとっているが，図4に示しているように神仏・自然・思想・文化・先祖・芸術・祖父母・友人などが超越的他者の役割を持つことが多い[28]．特に日本のような特定の宗教を持たない人が多い宗教的文化の中では，しばしば，先祖が「神的存在」となり，先祖との絆が患者を支え，生きる土台となる．たとえば病床の中にいる患者は亡き祖父母・父母の夢を見たり，夢の中で父母から声をかけられたり，あるいは微笑んだり，手招きしたりする父母に出会うことがある．患者はそれを天からの声として受け止めて，安心したり，治療方針を決断したりする．つまり祖父母や父母が患者の人生の困難や苦難に直面した時に，神的存在として大きな力を持つ．また，日本では超越的存在として，自然をとらえることも多い．これは日本文化・習慣に溶け込んだ自然崇拝やアニミズムが，いのちへの崇敬の念を日本人の心の中に遺していることと無関係ではない．自然はいのちの根源を気づかせ，いのちの回帰やいのちの輪廻に気づかせてくれる．

　そのほか，芸術作品は日常生活では忘れている崇高さ・純粋さに気づかせ，傷ついた魂を癒

---

28) 谷山洋三（印刷中）『わたし』との関係からみたスピリチュアリティの構造—窪寺理論に日本の仏教者の視点を加える．『続，スピリチュアルケアを語る』関西学院大学出版会．谷山はこの論文の中で，窪寺の先のモデル（図3）を批判的補強的に取りあげて，谷山モデルを提唱した（図6）．谷山の提唱したモデルは，窪寺モデルの弱点を指摘したものであった．ここに掲げたモデル（図4）は谷山の指摘を受けて改良したものである．谷山の誠実な指摘がなかったならこのモデルは生まれなかった．

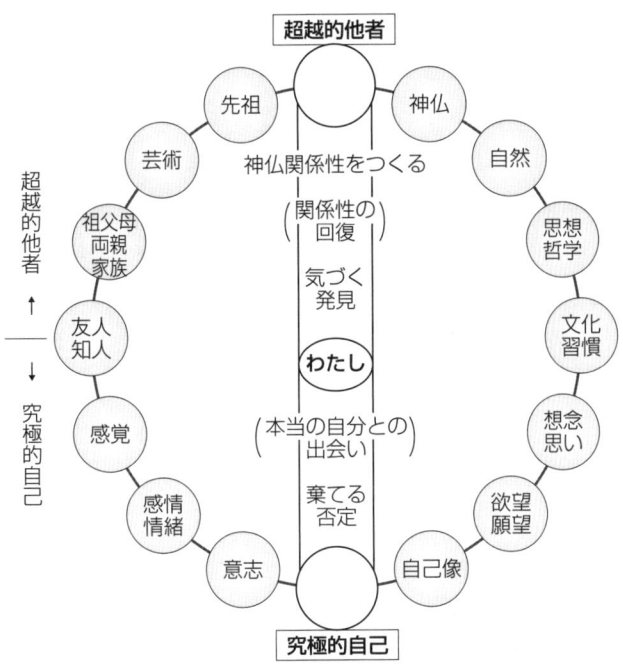

図4　日本的スピリチュアリティの構造（窪寺モデル）

す力をもっている．これらのものは，いのちが危機に直面した時にわたしたちのこころの中に甦ってきて，わたしたちを支えるものとなる．

　図4の「超越的他者」は一般には神仏に代表されるが，先にみたように祖父母などの人間がなる場合もあれば，自然・哲学はもちろん，云い習わされた格言などが，生きた力となって働く場合もある．たとえば「人生万事塞翁が馬」「果報は寝て待て」などは，現実の困難の中で忍耐しつつ待つことを教え，あるいは困難を解決しようと慌てることを戒めて，幸運の巡り合わせを待つことを教えているものである．

　このような超越的他者との関係性（絆）は，常に明確に意識されているわけではなく，生命の危機によって覚醒されるものである．生命の危機によって，人生の土台が揺り動かされる時，わたしたちはより強固な土台を「神的存在」に求めるのである．危機はわたしたちのスピリチュアリティを呼び覚ますものである．スピリチュアリティが呼び覚まされた結果，わたしたちは危機によっても崩れない人生の土台・枠組みを超越的他者などに求めるのである．

2）究極的自己

　究極的自己とは，自分の中にある「より本当の自分」を指す（図4）．これはしばしば「未知の自己」であり，危機に触発されて人生を支えるものを自分の中に探し求め，最後に行き着いたところで出会う「より本当の自己」である．

　この自己は「内的自己」「自分の中の自分」ともいえるものである．人はしばしば仮面の自分で生きている．弱い自分，醜い自分，貪欲な自分は心の底に押し込めて，強い自分・正しい

自分であるかのような自己像を作っている．しかし，生命の危機は，わたしたちが日常抱えている仮面の自己や虚栄に満ちた自己では生きられないことを知らしめてくれる．他者向けの自己像は崩れて，むしろ弱い自分自身と対峙せざるを得なくなり，その結果，裸の自分を見ることになる．弱い自分に気づき認めざるを得なくなって，ますます落ち込み，敗北感にとらわれることもある．このような挫折体験の中から，「本当の自分」を求める探究が始まり，仮面の自分を見直しながら本当の自分（究極的自己）を求めていくのである．このような作業は，しばしば，仮面の自己を捨てる作業であり，自分を支えていた自己像・自己理解が崩れる非常に辛い作業であるが，それを通して新しい確かな自己を発見することになる．

　図4で「究極的自己」としたところは，今の自己像，願望，信念・意志・感情・感覚などを危機の中で見直しながら，究極的自己に辿り着くまで葛藤することを示している．これが自分だと納得する自分（究極的自己）に出会う経験をする時，今までの自分は仮面の自分だと認識する．

　図4の中で示したように究極的自己を見つけ出す作業は，生きているかぎり続けられる作業である．この過程は繰り返され現在の自分を否定しながら本当の自己に辿り着くという意味で，「否定的自己回復」といえる．現状の自己を否定しながら，危機に生きる自己を回復する作業である（癒しの作業）．

　以上見たように，スピリチュアリティは2つの極によって構成されている．そして超越的他者になるものを日本人は多様に複数持っている．また，究極的自己に出会うために捨てるべきものも一つではなく，いくつもある．いずれにしても人間はこのような2つの極と関わりながら，自分の存在を位置づけ，自分の生の意味を見出している．死に直面すると，悔いのない人生にしようという心が機能してくる．そこで生得的に持っていたスピリチュアリティが覚醒して，スピリチュアルな土台・枠組み・価値観を見つけ出すように働き出すのである．このような構造にスピリチュアリティがなっていると考えられる．

2・4 スピリチュアリティの近似概念（言語的意味）の整理

2・4・1 スピリチュアリティの近似語

　スピリチュアリティに関わる言語がさまざまなコンテキスト（文脈）で語られていて，そのために意味の解釈に混乱が起きている．ここでは，そのような問題を整理するため，「スピリチュアリティ」と近似した語を取りあげて，「スピリチュアリティ」との相違点を明らかにしてみたい．

a) サイコ psycho（心理）

　サイコは霊魂，精神，心理などと訳される．目には見えない心の状態に対して名づけられた言葉で，人間の内的働きを示している．これに対してスピリットは，目に見えない内的働きではあるが，サイコが心の内的働きにのみ用いられるのに比べて，スピリットは外部からの働きかけも示している．たとえばスピリチュアリズム（心霊主義）は霊媒を介して死んだ人の霊と信じていることをさす．スピリットにはこのような霊の働きが含まれる．サイコロジー（psychology）は心理学と訳されて，心を研究する学問を指す．

b) マインド mind（こころ，精神）

　（思考，意思，感情の座としての）心は，bodyに対する精神，知力，知性，考える力，思考力，頭脳，記憶，回想などを示している．マインドもサイコも目に見えないもので，可視のボディに対して用いられる．マインドは人間固有のもので一般的生活との関連の強い知力，思考力などに使われる．それに対してスピリットは，人間の知力，思考力よりも神秘的色彩を帯びた語である．

c) ハート heart（こころ）

　心臓，動物の心臓，（喜怒哀楽などの感情の宿る）心（注：知性，理性の宿る心はmind，魂が宿る心はsoul）と訳される．ハートは人間の心臓などを示すように，人間の臓器に関わるものである．それに対して，スピリットは，むしろ目に見えない生命を示すことが多い．しかし，ハートフル heartful は心のこもったという意味になり，精神的状態を示す．

d) メンタル mental（精神的）

　ラテン語ment-, mens（心）からきた言葉で，精神の，心的などと訳される．特に知的・理

性的頭脳の働きを指す場合が多い．

e）ソウル soul（たましい）

（肉体に対し）魂，霊魂，霊，精神（力），（心，情と道徳性の総合としての）魂，心の温かさ，高潔さなどと訳される．ソウルは肉体に対して魂を示す．ハートは心理的・情緒的側面が強いが，ソウルはもっと深いもの，神秘的なものを指すことが多い．

2・4・2　日本語の問題

　日本語の中にもスピリチュアリティが示す意味と近似した意味合いをもつ語が存在している．日本人のもつ感性が人間の能力を超えた力・意思が人間の生活の全般に関わっていると認識していることがうかがえる．このような感性はスピリチュアリティという言葉を用いずとも，スピリチュアルなものを表現する語が日本語の中にある可能性を示している．

a）こころ

　『広辞苑』によれば「こころ」とは，人間の内臓の通称，人間の精神作用のもとになるもの，知識・感情・意志の総称，思慮，おもわく，気持ち，心持ち，思いやり，なさけ，望み，こころざしの意で使われる．こころは臓器や人間の機能をさす語である．人間の固有なものである．それに対してスピリットはむしろ神秘的なもので，人間を超えたものから与えられるものをさしている．

b）精神

　『広辞苑』によれば「精神」は，（物質・肉体に対して）心，たましいを指し，知性的・理性的な能動的・目的意識的な心の働きとされている．精神は肉体との対比で，目に見えない，人間に備わった能力や個人的資質としての根気・気力をさす．さらに「建学の精神」などのように学校の創立の理念などを指す場合もある．このような意で使われる場合は，建学の内的意味を表現しているが，観念論的形而上学で，「世界の精神」というと世界の基本原理などという意味となり，より高い理念を指す場合もある．スピリチュアリティを人間の生得的機能であると理解し，精神を知的働きと理解すると，両者の意味は機能的な点で近似的である．

c）魂

　『広辞苑』では「魂」とは，「動物の肉体に宿って心の働きをつかさどると考えられるもの．古来多くの肉体を離れても存在するとした」「精神．気力．思慮分別」とある．また，「たましい」は古くは万葉集3767「多麻之比（魂）は朝夕にたまふれど吾が胸痛し恋の繁きに」とある．魂は人間自身の生得的なものというよりも，むしろ，外部から心を支配する「何もの」かを示すものである．人間を支配することが多いから，人間の意志や努力を超える超越的力を指すこ

とが多い．その意味で人間にとっての生命のより根源的なものを指している．

d）息

『広辞苑』では「勢い，気配」とある．人や場の勢いや気配に動かされることを「意気に感ず」と表現して，通常以上の心の感動を表現することがある．その人や場が醸し出す勢いが通常とは異なって何かが働いたとしか思えないようなことを指しているが，宗教的意味は濃厚には表現はされておらず，むしろ人の心理的影響が強く表現されている．それに対してスピリットは元気・熱心・気魄などとある．またスピリットが人を元気づける酒をさすこともある．このことから日本語の「息」とスピリットは非常に類似した意味を持っている．目に見えずどこから来るかを知らないような息が，人の意志・意気を高める力を持つのである．

e）気

『広辞苑』によると「気」は「生命の原動力となる勢い，活力の源」「心の動き・状態，働きを包括的に表す語（①精神，②事に触れて働く心の端々）」「はっきりとは見えなくても，その場を包み，その場に漂うと感ぜられるもの」「あたりにみなぎる感じ，鬼気，霊気，雰囲気」などとある．このことから日本人は気を多様な意味で用いていることがわかるが，共通して「生命力」「目に見えないが確かに存在すると感じられるもの」を指しており，まさに霊気という言葉の意味のように，神秘的実在を肌で感じることを現している．スピリットの原義が風，息であるとすると，日本語のスピリットに相当する語は「気」が近いかもしれない．

f）空気

その場の雰囲気のことや人の集まりの中に漂う雰囲気のことで，緊張感，対立感，反発感，あるいは好意的感情，協力的感情などがあり，それらをその場の空気とよぶ．このような「空気」は事前に計画し，意図されるものというよりも，その時，場，人などによって左右されるので，「その時，何かが働いた」という言い方をして，人間の力を超えたものの働きを指すことがある．スピリットが人間の力を超えたものの働きをさすのに似ているが，空気には無色透明の気体の意も強い．それに対してスピリットは純粋に心の問題を示している．

2・5 スピリチュアリティの隣接領域と相関関係

スピリチュアリティの本質を明らかにするには，スピリチュアリティの隣接領域を取りあげて，それらとの相互関係を明らかにする必要がある．ここでは主な隣接領域である宗教，哲学，心理学，社会学，人類学，神学を取りあげる．

2・5・1 「宗教」とスピリチュアリティ

　宗教とスピリチュアリティは人間のとらえ方で類似点を持っている．それは両者ともに人間の理解の仕方として，人と人との水平的関係とともに，垂直的関係の中で人間をとらえている点である．両者とも自分にとっての超越的存在を想定しており，かつ人間の内的世界を問題にしている．両者とも，垂直的神秘的存在と未知の究極的自己をいう垂直関係の重要さを認めている．宗教が既存の信仰対象（神仏）を重んじるのに対して，スピリチュアリティでは自分にとっての神的存在を重視する．その神的存在との関係の中で自分の存在に意味づける．そのために認識法が超感覚的で非常に主観的要素が強い．このような神的存在や究極的自己との関係の中で生きる意味や土台を求めることを，人間の本質として位置づけている．

2・5・2 「哲学」とスピリチュアリティ

　哲学のテーマは数限りないが，特に人生の意味や価値を見つけ出す作業は，最大の課題である．哲学は人生の意味や価値，あるいは苦難の意味を重要なテーマにしていることでスピリチュアリティと類似している．さらに，日常的な解答ではなしに，より深い，実存的な解答を求める点でも共通している．一方，哲学は個人が納得のいく解答を求める学的作業であるのに対し，スピリチュアリティは人生の目的や苦難の意味を求めているが，その根拠は自分にとっての超越的存在の関係の中で求めようとする点に違いがある．哲学は必ずしも超越的存在を求めない．哲学は理性や論理性を重視するが，スピリチュアリティは，むしろ超論理的で主観性が強い．その点では両者は異なるが，人生を意味づけるものをスピリチュアルなものとするので，単に宗教的神仏だけにとどまらず，広い意味での人生の土台的なものをスピリチュアルなものとして考えている．超越的存在は宗教学の問題として扱われるが，哲学においてはその超越的存在との関係の中で得られる具体的問題は，生きる意味の土台が問題になっている．

2・5・3 「心理学」とスピリチュアリティ

　心理学とスピリチュアリティは，心や魂の認識方法が感性や感情に依っている点で共通している．心理学は心の心理・機能・行動の解明に関心を持っているし，スピリチュアリティも魂との関係を感情・感性に置いている．心理学は人間の心を分析して理性，感情，意志，欲望などを研究するが，スピリチュアリティも魂の在り方やスピリチュアルペイン（霊的苦痛）などに関心を持っている．特にカウンセリングにおいて，自己や人間関係に悩み苦しむ人に傾聴する手法をとるように，スピリチュアルケアでも人生の不条理に悩む人に共感しつつクライエントの苦悩に耳を傾けながら，患者と一緒に解決への方策を模索する，あるいは解決のない苦痛に寄り添うケアを行う．その際，特に患者の感情，情緒を重視している点で両者は似ている．

2・5・4 「社会学」とスピリチュアリティ

社会学は社会・集団・組織・制度・家庭に焦点を当てて，その中にいる人間のセルフ・アイデンティティ（自己同一性）を問題にするが，スピリチュアリティも危機に直面した人のセルフ・アイデンティティに根拠を与えるものである．一方，社会学が組織や制度の中でのセルフ・アイデンティティを問題にするのに対して，スピリチュアリティは超越的存在との関係の中でセルフ・アイデンティティの把握を志向する点が異なる．つまりセルフ・アイデンティティの持ち方をどこに持つかで両者は異なる．そして得られるセルフ・アイデンティティは両者の間では質的に異なるものである．社会学は集団的，組織的アイデンティティなど，相対的な関係の中でのアイデンティティである．それに対してスピリチュアリティにおけるセルフ・アイデンティティは神仏など人間を超えたものとの垂直的関係性が強いので，主観的絶対性の色彩が強いといえる．

2・5・5 「人類学」とスピリチュアリティ

人類学は人類の文化や社会がもつ多様性や普遍性を明らかにしようとする学問である．文化的表現の多様性にもかかわらず，人類は共通的に変わらないものを求めている．このような事実に立って，スピリチュアリティは神仏，超越的存在への関心が人間の普遍的欲求であることを主張する．すべての人が超越的・普遍的なもの，つまりスピリチュアルな対象をもつことを明らかにしている点で，両者の主張は重なり合う．人類学の研究結果は，スピリチュアリティが普遍的事実としてあることを明らかにする（「2・1・4 人類史を手がかりに」参照）．

2・5・6 「神学」とスピリチュアリティ

神学は人間にとって神とは何か，神との関係はどうあるべきか，人間とは何か，死とは何か，死後のいのちはあるかなどを問題にしている．さらに，神学は神との関係から生まれる人間的性質や行動を明らかにしている．神との合一的体験から得られる聖なる性質や愛や労りの性質を問題にしている．このような人間の中に生まれる神的性質をスピリチュアルな性質として尊重している．このような神学とスピリチュアリティは垂直的次元で人間を理解する点で共通している（「2・1・2 宗教を手がかりに」参照）．この点で神学とスピリチュアリティとは目標が共通しているといえる．

2・6 スピリチュアリティの諸相

　「スピリチュアリティ」という語は，文化的背景の変化に伴って内包する意味が変化し，多様な意味が含まれる傾向にある．「宗教」に限定されない心理学的・社会学的意味も含まれ，その拡大傾向はますます大きくなりつつある．このような傾向は一方で，スピリチュアリティの言葉の意味の理解を困難にしている．

　スピリチュアリティの意味として"聖なるもの"との関係という説明だけでは「スピリチュアリティ」を臨床現場で「スピリチュアルケア」として実践できない状況が生まれている．そこでここではスピリチュアルケアを視野に入れて「スピリチュアリティ」が持つ意味の多様性について触れ，また，そのうちのいくつかの意味の理解の仕方を取りあげる．

2・6・1 「生きる意味」としてのスピリチュアリティ

　多くの心理学者は，スピリチュアリティを「生きる意味」との関係で理解している[29]．カナダのキングス大学で長い間死生学を教えたJモーガンもスピリチュアリティを生きる意味として理解する一人である[30]．「生きる意味」とは，生きる価値や生き甲斐を与えるもののことで，たとえば「仕事で成功する」「人類に貢献する」「良い家庭をつくる」などは，当人の「生きる意味」を示すものである．しかし，「生きる意味」は不変的なものではなく，本人が置かれた状況によって変化する．たとえば，健康状態によってその人の生きる意味の重要性が変化することは多い．先の「仕事で成功」するという人生の意味も，健康で企業で貢献できる間は，企業利益・企業成長，個人的昇進を目指して力のかぎり生きる自己実現は「生きる意味」を与えるに違いない．しかし，いったん重篤な病にかかり，「会社の戦力から脱落」すれば，それまでの生きる目的も意味も変化することになる．ましてや，病いにより肉体的生命の維持が望めなくなる状態となれば，目に見える形での期待は少なくなり，むしろ，目に見えないものや不変的なものを求め始める．日常的成功ではなく，非日常的で，超現世的性質を持つもの，つまり超時間，超空間的次元のものを求める．しばしば，不治の病いにある者が宗教に関心を示すのは，その現れである．このような関心は目に見えない神秘的なものに関心を示すことから，スピリチュアルなものへの関心の覚醒といえる．時間的・空間を超えた視点から人生を眺め直

---

29) James W. Fowler（1976）"Stages of Faith : The Psychology of Human Development and the Quest for Meaning", Harper Collins. ファウラーは信仰がもつ人格成長と生きる意味の関係を分析した．
30) John D. Morgan（1993）（eds）"Assumptions and principles of spritual care", Baywood Publishing Company, New York.

す作業の第一歩である．それは人間を超えた視点，永遠的視点から自分自身を見直したり，あるいは普遍的視点から見直す作業である．

2・6・2　生きるための「枠組み」としてのスピリチュアリティ

わたしたちの生活を支えている家庭・社会・集団・学校・会社・歴史・文化・環境・地域などの生活環境が，わたしの「生の枠組み」を形成している．生の枠組みとしてのスピリチュアリティとは，人間に一定の位置与えて次のようなものを与えている．

  a 自己肯定（自分の存在，生き方の積極的肯定）
  b 心の安定
  c 確かさ
  d 心地よさ，生の喜び
  e 将来の予測性（自分の存在の予測性）
  f 他人との関係性
  g 他者との役割関係，位置関係（自由，関係性の中での安定性）

2・6・3　「生きる土台」としてのスピリチュアリティ

「生きる土台」としてのスピリチュアリティとは，人生の困難や苦難に直面しながらも，生きるための支えとなる基盤を指している．生物学的，社会学的，精神的存在といった多面性をもつ人間は，それぞれの存在として生きるうえで必要とするものが多くある．しかしそれを満たそうとすると阻止する障害に直面し，対決し，争い，葛藤することを余儀なくされる．それらの経験は本人に苦痛・不安・恐怖・怒り・苛立ちなどを引き起こさせるので，それらと対峙するとき，生きる支えが必要となる．スピリチュアリティはその生きる支えの基盤を与えるものである．スピリチュアリティは生きる意味や将来の希望を与える．目には見えないけれど，精神的存在としての人間が生きるためには必要不可欠なものである．人間としてのいのちを支え，精神的必要に応えるものである．それらは，一見個人的主観的な色彩が強く，実際，個人の生い立ち，感性，性格などによって差があるが，スピリチュアリティは，その人が人間らしく，その人らしく生きる土台を与えるものである．

2・6・4　「感情」「意識」としてのスピリチュアリティ

感覚的体験としてスピリチュアリティを強調しているのは，宗教心理学者などに多い．特にオットーRが『聖なるもの』[31)]で主張した「聖なるもの」との一体感が有名である．オットーは宗教的経験の中心をヌミノーゼと呼び，「自己感情」として宗教をとらえた．「畏るべき」「優越するもの」「エネルギッシュなもの」「魅惑するもの」「不気味なもの」「神聖，尊厳なも

の」との一体感によって宗教体験を特徴づけた．

19世紀の神学者シュライエルマッハーFも，宗教のとらえ方をドイツ語のゲフュール（感情）に求めた．ゴンザレスJによればシュライエルマッハーは，感傷的な感情ではなく，「わたしたちの存在はもちろんわたしたちを取り巻く世界を含め，すべての存在が依拠する一者が存在するということへの深い意識」[32)33)]を感情と呼んでいる．オットーの「自己感情」もシュライエルマッハーの「存在への深い意識」も，個人の感情，意識を持ってスピリチュアリティを認識する考えである．

さらに，スピリチュアリティが感情，意識という認識機能に留まらず，内的エネルギーとして人を動かす力となる場合がある．たとえば，高見順は自身の非嫡出子としての誕生，放蕩三昧の生活，深い罪責感，マルクス思想との苦い決別などがあって，がんを負いながら病床で熱心に宗教書を激しく読みあさった．道元，法然，親鸞，キリスト教関連書を読み，心の平安を求めた．このような非常に厳しい求道心はスピリチュアリティが持つ動的エネルギーといえるものである．そこには，高見がマルクス主義，唯物主義に失望し，救いを求めた姿がある．高見があれほどまでに求め続けたものは何か．ここではスピリチュアリティを生きるための土台，枠組み，関係性に加えて感情的エネルギーとして理解する必要がある．

2・6・5 「セルフ・アイデンティティ」（自己同一性）としてのスピリチュアリティ

セルフ・アイデンティティを最初に重視したのは新精神分析家のエリクソンE（1902-1994）であった．彼は青年期の課題としてセルフ・アイデンティティの確立をあげた[34)]．これはエリクソンの言葉によれば，自我同一性の危機であり，自我の実存的な恐怖を体験するときである．セルフ・アイデンティティとは，その人自身であることを示すものである．今日，スピリチュアリティが問題になっている社会的背景の一つは，多様な価値観の中で自分の進むべき方向が定まらず迷っている個人的アイデンティティの喪失と探究が考えられる．セルフ・アイデンティティの回復をスピリチュアルな視点から扱う傾向が今日の特徴である．家族・学校・社会を支える価値観や社会観が崩壊し，存在の土台となる確かなものを失った人は，スピリチュアルな世界に自分のアイデンティティの根拠を探し始めた．そこでは自分の存在のアイデンティティとなるものをスピリチュアリティと呼んでいる．たとえば，アフリカ人のスピリチュアリティ（African spirituality）という場合には，アフリカ人のアイデンティティを指している．同様

---

31) Rudolf Otto（1991）"Das Heilige"（華園聰麿・訳（2005）『聖なるもの―神的なものの観念における非合理的なもの，および合理的なものとそれとの関係について』創元社）．
32) Justo L. Gonzalez（1985）"The Story of Christianity Volume 2：The Reformation to the Present Day", Harper, SanFrancisco,（石田 学，岩崎常久・訳（2003）『キリスト教史 下巻』新教出版社．
33) フリードリッヒ・シュライエルマッハー（1949）『宗教論』岩波書店．
34) エリック・エリクソン／小此木啓吾・訳（1973）『自我同一性―アイデンティティとライフ・サイクル』誠信書房．

に，わたしのスピリチュアリティといえば，わたしとしての存在の意味・価値・目的を与えるもので，わたしのセルフ・アイデンティティ（自己同一性）の意味となる．スピリチュアリティをアイデンティティに代わる言葉として用いる条件として，アイデンティティを示す外見的事柄の奥にある内面的・精神的・宗教的意味を含むときといえる．

2・6・6　「ペイン」（苦痛）としてのスピリチュアリティ

　ペインとしてのスピリチュアリティは，特に終末期医療の中で問題になった[35]．終末期医療では患者の「なぜ，私がこんな病気になったのか」「バチが当たるようなことはしていないのに」などの言葉は，スピリチュアルペインとして扱われている．なぜ，これらの問いがスピリチュアルペインであるといえるのか，特に心理的苦痛との違いはどこにあるのか．このような問題については次のような回答が可能であろう．すなわち，「なぜ，私がこんな病気にならなければいけないのか」という問いには，客観的解答はない．そこでは非常に宗教的解答を求めることになる．あるいは非常に個人的主観的な解答を出すしかない．このような宗教的・主観的解答には超越的視点や究極的視点からの解答が見られる．そこでスピリチュアルと呼ぶことができる．つまり「バチが当たるようなことはしていないのに」という訴えは，宗教的色彩をもつが，特定の宗教に解答を求めているのではないので，スピリチュアルな問題と呼ぶことができる．患者は，しばしば「バチが当たるようなことはしていないのに」といって悩み，また「死後のいのちの問題」や「後悔の念」に襲われて深く苦しむ．このような苦悩はどこから来るのか．バチが当たったと考えるのは，バチを与える者がいると想像するからである．バチを与えるのは人間を超えたものが想定されているからであり，それはスピリチュアルな事柄といえる．また後悔をゆるす神仏を想定しなくてはならないので，これも単なる心理的苦痛としての人間関係での不適応や葛藤を超えた事柄として考えられている．

　また「こんな病気になって，早く死んだほうがよい」と患者が言うのもスピリチュアルペインである．こんな病気になったことは理屈の通らない不条理であると患者は考えている．このような苦しみは人間的知恵では解決できず，神仏の視点から自己を見直したり，神仏の愛や慈悲に自分を任せることでしか解決できない場合がある．その場合には患者は，人知を超えた神仏の存在に気づく洞察が必要となる．このような哲学的・宗教的色彩を持つ苦悩をスピリチュアルペイン（霊的苦痛）と呼ぶことが多い．

　このように心理的苦痛が人間関係における不適応や葛藤に根ざしているのに対して，人生の目的，苦難の意味，死後のいのち，罪の意識からの解放などはスピリチュアルペインである．心理的苦痛が主に人間関係的原因で起きるのに対して，スピリチュアルペインは実存的問題に

---

[35] Cicely Saunders, Mary Baines（1989）"Living with Dying"（武田文和・訳（1990）『死に向かって生きる—末期患者のケア・プログラム』医学書院）．シシリー・ソンダースは「多くの患者が自責の念あるいは感情を持ち，自分自身の存在に価値がなくなったと感じ，ときには深い苦悶の中に陥っている．」（59頁）と述べている．

悩むことが原因であるといえよう．

2・6・7 「側面」としてのスピリチュアリティ

　側面とは，人間を多様な角度から見た時に見える物体の図形を表す言葉である．すなわち人間には知的・理性的・感情的側面があると同じように，人間にはスピリチュアルな側面があるとする理解の仕方である．スピリチュアルな面とは，人間性の一側面を表すが，他人から見て観察できる一側面を指している．たとえば，突然の不幸に見舞われて思い悩み苦しんだ時に，その不幸の原因を因縁・祟りと受け取る気持ちには，人間のもつスピリチュアルな面が見てとれる．また，葬儀から自宅に戻った時，家に入る前に塩を身体に掛けて清めてもらう風習があるが，これは不幸を家に持ち込みたくないという願望の現れである．穢れを除く力が塩にあると，漠然と考えている心の現れである．また，危機に直面した時に「神様，助けてください」と祈る気持ちは，人間の力が尽き果てた時，自分を超えた力に頼ろうとするスピリチュアルな側面を現している．このような現象は特定の宗教に限られたことでもないし，哲学や社会学が関わる問題でもなく，人間が生命の危機に直面した時に自分を超えたものに助けを求める欲求を現している．危機に直面して助けを「カミ」に求めたり，不幸の原因を目に見えない力に求めることは，人間のスピリチュアルな側面の現れといえる．既成の宗教に無関心であっても，人が危機に直面して「カミ」を求める態度は，人間のスピリチュアルな側面を示しているといえる．

2・6・8 「機能」としてのスピリチュアリティ

　機能とは，ものの働きのことである．人間には，食べる・寝る・運動の機能が備わっている．石が飛んできたらとっさに身をかわし，突然ゴミが目に入りそうになれば無意識に目を閉じる．これらは自己防衛の機能である．スピリチュアリティは，自分の存在の意味が脅かされた時に，危機状況の中で生きる意味を見つけだすように働く機能で，自己保存・自己防衛機能として働いている．たとえば，愛する人がいるからこそ生きることに意味を見出していた人が，愛する人を奪われてしまうと，生きる意味を失い，生きる意味の喪失という苦痛を経験する．これらの苦痛はその人の存在を揺り動かすもので，人は生きる意味を喪失し，虚無的になる．終末期がん患者も間近に迫った死を考えると，死後が虚無に思えて，死後にも生命（いのち）が継続することを求め始める．それは肉体的生命の継続ではなく，魂のいのちの継続である．このように危機に直面して生の意味や目的を失って初めて，それを再発見するために働く自己防衛の機能がスピリチュアリティである．

　自己防衛としてのスピリチュアリティは人間が長い人類史の中で進化させたと考えられる．人間はさまざまな自然・社会環境を生き抜き，生存・繁栄という生物学的欲求を貫いてきた．人類の種として生き残るという欲求が動因となって，自己防衛の機能としてスピリチュアリテ

ィが進化の過程で形成されたと推察できる．すなわち人類史的発達過程の中で，スピリチュアリティが徐々に形成されて，自己保存の機能，装置，しかけとして進化して人間に組み込まれたと想像できる．

2・6・9 「プロセス」としてのスピリチュアリティ

　プロセス（過程）とは，ある出来事が進歩，発展する道筋のことである．プロセスには一定の流れと発展があり，将来への方向性が示されている．プロセスには総合的法則的な流れがあり，この流れの中で，要因がお互いに関連し合っている．そのプロセスのもつ法則性が一つのまとまりを形成して「秩序」となる．その「秩序」がプロセスの中にあるものに意味づけする．このようなプロセスをスピリチュアリティと呼ぶことができる．なぜならプロセスの中で自分の存在を位置づけることで，生きる意味や目的が見えてくるからである．プロセスには時間的過程があり，定まった過程の中で諸要因が相互に関わり合って意味が形成する．このような過程は目に見えないが，確かなものとして患者に受け止められる時，スピリチュアルなものとなるのである．

2・6・10 スピリチュアリティの理解とスピリチュアルケアへの実用

　以上みてきたように，スピリチュアリティの理解には多様性がある．したがってわたしたちが「スピリチュアリティ」という語を使う時には，今，この場で使われているスピリチュアリティが，どのような意味で使われているのかを適切に理解している必要がある．また，「スピリチュアルケア」という言葉を使う時には，どのようなケアを意図したかを明示する必要がある．そのうえで，スピリチュアルケアを臨床に活かすことが重要である．たとえばスピリチュアリティを生の一部としてのペイン（苦痛）として理解すると，生きる目的，苦難の意味の喪失がペインである．また，人生の悔いや後悔，死後のいのちに不安があれば，それもまたスピリチュアルペインと評価できる．このようにスピリチュアルペインが観察される時には，スピリチュアルケアが必要になる．しかし，「自分とは何か」「自分の生き方はどうあるべきか」などの悩みは，アイデンティティの悩みである．そしてこのような痛みに対してはスピリチュアルな視点からのケアが必要であり，そこにスピリチュアルケアが必要になる．このような個人的・主観的問題としてのスピリチュアルな事柄への対応は具体的ペインの緩和ではなく，「寄り添う」ことで一緒に見出すことが必要になる．スピリチュアルケアには生の一側面への緩和ではなく，その人のスピリチュアリティの全体を支える視点が必要になるのである．

　また，スピリチュアルケアには人間存在を垂直的関係の中でとらえる視点がある．この垂直的視点の特徴は，水平視点が人間存在を相対的関係でとらえるのに対して，垂直視点は超相対性をもつ点である．相対的関係では得られない超時間的，超物理的・超具体的視点であるので，生きる意味などに絶対的意味づけを与える機能を持っている．垂直的関係は人間を超え

たものとの関係であるので，人間関係での意味づけが壊れた時にも，人間に意味を与えることができるものである．

2·7 スピリチュアリティの諸問題

2·7·1 スピリチュアリティは生得的であり，形成されるもの

　スピリチュアリティは生得的機能であるが，同時に生育過程の中で無意識的・意識的に形成されていくものである．食欲，睡眠，社会的交流などは人間に不可解な要素である．スピリチュアリティは人間が肉体的・精神的・社会的危機に直面して，生きる意味や価値などの土台を失った時に，新たな土台を見出すために働く機能である．人間の存在，生命維持のための最重要な機能である．スピリチュアリティは生得的機能でありながら，誕生とともに成長し形成されていく．このことについてシェルトン CMは，高校生から大学生への過程におけるスピリチュアリティの生成を研究して，いくつかの特徴を見つけだしている[36]．すなわち感覚，信頼，信仰，理解などとしてのスピリチュアリティである．このスピリチュアリティは通常の状態では休眠状況にあるが，危機に直面すると覚醒して自己の存在を保持しようとする．スピリチュアリティは形成されるもので，形成に影響を与えるものは，5つの要素があると考えられる（図5）．それは①個人の生まれた環境の風土，習慣，文化，歴史的状況など，②その人の人間関係（特に，親子関係，友人，尊敬する人物など），③経験，体験[37]，④思想，哲学など，⑤宗教[38]である．これらのものが総合的に関連し合って，個人の中でスピリチュアリティを形成していく．

---

36) Charles M. Shelton（1983）"Adolescent Spirituality : Pastoral Ministry For High School and College Youth" Crossroad.
37) 徳永　進（1992）『みんなのターミナルケア』関西看護出版，139-140頁．「昔，戦闘機に乗っていた」という患者さんがいました．「胴体着陸で無事に生還したことがある」「あの時の奇跡的な生還があるので，私はこの病気ももう一度奇跡を信じて頑張ろうと思います」とある．このようにスピリチュアリティには個人の経験が影響を及ぼす．
38) 長尾宜子（1997）『燃えるがごとく，癌細胞を焼きつくす』三五館．長尾ががんになって非常に宗教的になり次のように書いている．「お地蔵さまにお経をあげ，小串家のご先祖の霊に『どうぞお守りください』と手を合わせます．」小串家とは長尾の実家である．実家で受けた宗教的影響は長尾のスピリチュアリティの形成に影響を与えているのがわかる．

```
          宗教
          信仰
         人生観
         世界観
        哲学・思想

       経験・体験

       人間関係

    風土・習慣・文化・歴史的状況

       スピリチュアリティ
```

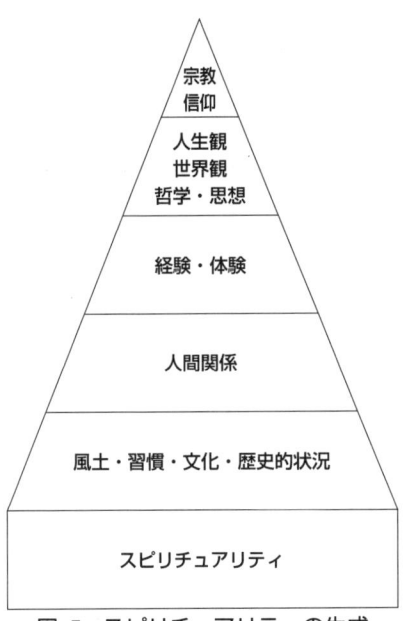

図 5　スピリチュアリティの生成

第1要素　個人の生まれた環境の風土，習慣，文化，歴史的状況など
第2要素　人間関係（特に，親子関係，友人，尊敬する人物など）
第3要素　経験，体験
第4要素　人生観，世界観，価値観，主義，哲学，思想
第5要素　宗教，信仰

2・7・2　スピリチュアリティは生命の危機で覚醒する

　生得的機能であるスピリチュアリティはいつでも機能しているが，特に危機に直面すると普段よりも一層活発になる[39]．平穏で自己の存在に満足している時には，心の葛藤・不安・恐怖も少なく，特に活発に機能しているというわけではない．しかし，危機に直面すると[40)41)]，安定していた自己存在が揺れ動き，不安定になるので，スピリチュアリティが覚醒して，自己保存的に機能する．特に重篤な病気や死に直面して既存の「生きる意味」「存在の土台」「自己の

---

[39] David K.Switzer（1974）"The Minister as Crisis Counselor" Abingdon Press, pp.27-44, Charles Gerkin（1979）"Crisis Experience in Modern Life" Abingdon Press, pp.32-33. Switzerは，ボールドウィンの説を引用して，危機を6つに分類している．すなわち，①一時的困難によってもたらされる危機，②人生の転換を前にした予期的危機感，③突発的心症的ストレス，④成長発達的危機，⑤心理病理的危機，⑥精神病的緊急的危機，である．そのうえで，著者はGerkin（ガーキン）が述べた神学的視点からみた危機観を取りあげている．ガーキンは危機を単に心理的・感情的・発達的視点からのみ分析することには満足せず，むしろ，神学的視点から危機を分析する必要性を述べた一人であるが，次のように語っている．「危機状況に直面すると，人は人間的脆弱性，有限性を感じ，確かな希望や期待を持てなくなってしまう．このような状況で最も必要な選択は，宗教的「信仰的」な選択に関わる」．さらに危機では「未知の世界の不安に自分をさらけだし，神の力や配慮を信頼しなければならない」と述べている．このガーキンの指摘は，人はスピリチュアルなものを求めることだと言い換えることができる．危機に直面した時，人は神の力や配慮に頼らざるを得ないということである．そこで求めるのは，超越者の「力」「配慮」を自分に引き寄せることである．

[40] 山本和郎（1992）危機介入．氏原　寛，小川捷之，東山紘久，村瀬孝雄，山中康裕・共編『心理臨床大事典』培風館．

存在を位置づける枠組み」が意味を喪失すると，代替するものを求めてスピリチュアリティが覚醒し，活発に機能する．このような危機によって存在の根底が揺らぐので，感覚が敏感になり，志向性が活動しはじめて，「自己を超える大きな存在」や「内的自己」へと向かわせる．日常では安定していたものが，危機が引き金となって存在が動揺するので，新たな安定を求めて大きな「超越的存在」への「内的自己」を模索する．覚醒するのは，感覚の敏感性であり，超越的存在への志向性であり，自己の内面への気づきである．このような機能がより活発になることが覚醒する（awakening）ということである．

2・7・3 スピリチュアリティは自己保存・自己防衛的機能を持つ

人間が自分の独自性を意識することは重要である．独自性は個として存在価値を決めるからである．「群れ」として，集団の生活を強いられてきた人間は，自己の内面を深く探り，自己の特異性を見つけ出すことで存在の意味を見つけ出してきた．死の危機に直面する時には，自己の内側に究極的自己（本当の自分，自分の中の自分）を見つけ出して，それをもって自己のアイデンティティとしてきた．集団的生物である人間は，集団の中では必ずしも自由ではなく，常に他者との衝突，摩擦があり，他者を意識し，理解し，他者と協調するしかない．ときには，人間は集団に無視されたり拒否されて，疎外感，虚無感に陥る．その内的痛みを解決する仕掛けとしてスピリチュアリティが存在する．内的痛みの解決法（この解決法は生得的に組み込まれている「仕掛け」である）は，スピリチュアリティという生得的機能として組み込まれて自己保存的に機能する．個としての存在価値を求める性質は，前述しているように，人間が「死」や「群れ」を体験してきて培われた特性である．このような機能をここでは，自己保存，自己防衛的機能と呼ぶ．

2・7・4 スピリチュアリティは自己を超えたものと自己の内面への志向性を持つ

スピリチュアリティの本質は自己を超えたものへの志向性と自己の内面への志向性という，二つの方向性を持つことである．覚醒したスピリチュアリティは危機状況の中で揺れ動く魂を安定，満足，納得を求める方向と自分の内面に本当の自分を見つけ出して，生きる目的や意味を見出そうとする傾向を持っている．これは魂の志向性で生得的機能である．この本質があるために人間には五感による認識を越えた気づき，悟り，信仰などの機能が備わっている．

---

41) Carl Michalson（1958）"Faith for Personal Crises", Chales Scribner's Sons（カール・マイケルソン／野呂芳男，荒井　献・訳（1959）『危機に生きる信仰』新教出版社）．マイケルソンは，7つの危機を取りあげているが，その中に不安の危機，罪責の危機，疑惑の危機，苦難の危機，死の危機をあげている．この問題は，終末期がん患者が経験する危機と重なるものである．マイケルソンはキリスト教神学の立場から検討を加えているが，それはスピリチュアルケアでの検討課題とも重なるものである．

第1志向性　神仏など超越的存在
　第2志向性　自己の内面の究極的自己

2・7・5　スピリチュアリティは人間に備わっている（根拠）

　ここでの「根拠」とは，スピリチュアリティが人間に備わっている理由のことである．これについては詳細をすでに述べているが（「2・1・1　スピリチュアリティが人間に備わっている理由」参照），スピリチュアリティは人間に備わっている根拠は，危機で覚醒したスピリチュアリティは自己保存（生存，発達）のためにあること，そしてスピリチュアリティの機能する場所は「魂」であることから理由づけられる．この「魂」は，「精神」，「こころ」というものと近似しているが，それらと比べて，構造的にはより人間の深い部分に位置し，平穏な生活には目立つことはないが，生命の危機に直面して生命を支えるものが崩壊すると，顕著に現れてくるものである．その現れ方は宗教的・哲学的・心理的表現をとる．特に，感情的不安，恐れ，動揺，失望などや，哲学的疑問，さらには，宗教的祈りという形で現れてくる．

2・7・6　スピリチュアリティの心理的影響

　スピリチュアリティが生得的なもので，かつ機能であるならば，危機に直面してスピリチュアリティの機能が開始した時には精神的・心理的結果が出ることが予測される．このような精神的・心理的反応は，思考，感覚，感情，情緒などに影響を与えるに違いない．すなわちスピリチュアルペインは不安，恐怖，苛立ち，孤独，無力感，虚無感，遺棄感といった心理的影響という形で現われる．スピリチュアルペインをとらえるためには，このことを理解している必要がある．またスピリチュアリティが機能していく中で，患者が以下のような段階過程をふんでいくことが予想される．患者のスピリチュアルペインをとらえ，支えていくためには，このようなプロセスを知っておく必要がある．
　第1レベル　不安，恐れからの解放
　第2レベル　安堵感，安定，
　第3レベル　充実感，満足感
　第4レベル　超越者との合一感，一体感

2·8 スピリチュアリティの構造的要因とその繋がり方

スピリチュアリティの構造を明らかにすることで，それを作っている要因を明確にすることができるし，また，その要因の関連性も明らかになる．それが明らかになることで，スピリチュアルケアを行う際のケアの多様性を広げることにつながっていく．

すでに「2·3·3 スピリチュアリティの超越性と究極性」においてスピリチュアリティにおける垂直的関係と，その関係の構成因について述べたが，ここでは日本の文化に根づく日本的スピリチュアリティの構造という視点から，スピリチュアリティの構造的要因と，それらの要因間の関係性について，知見を振り返りつつ，述べる．

1) 日本的スピリチュアリティの構造

筆者が『緩和医療学』[42]に発表したモデル（図3，24頁）を谷山洋三が日本のスピリチュアリティの視点から批判的に作り直して日本的スピリチュアリティの構造（図6）のモデルを提示した[43]．谷山モデルは超越的次元，現実的次元，内的次元の3つの次元に分けられ，超越的次元として神仏，先祖，宇宙などがあり，現実的な次元には家族，友人，芸術などがあり，さらに内的次元には過去の自分，人生の結果などがあげられている．

一方，窪寺モデルでは（図3，24頁），縦軸は超越性と究極性によって構成され，人間存在

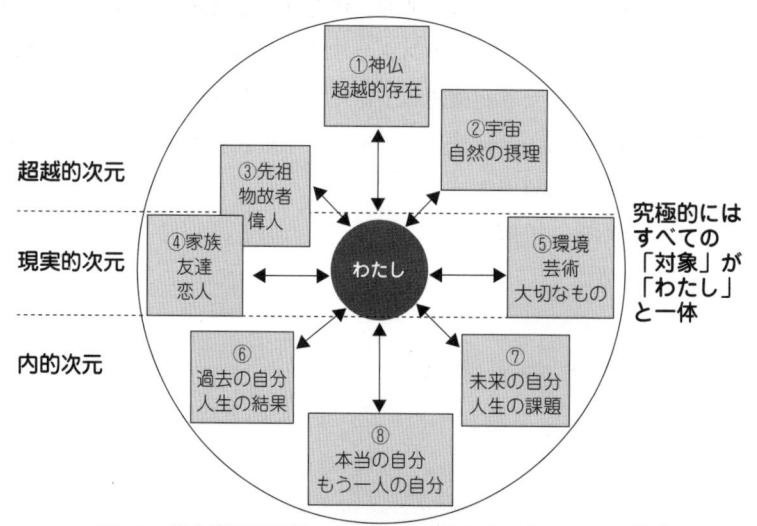

図6 谷山洋三モデル—日本的スピリチュアリティの構造

---

42) 窪寺俊介（1999）スピリチュアルケアとQOL『緩和医療学』三輪書店．
43) 谷山は，日本人の生き方には水平的関係をもつ両親や友人たちとの関係が重要な人生の土台となり，その人のスピリチュアリティになっていると指摘した．

を支える軸であるが，窪寺はこのモデルを発展させて縦軸の幅に多様性を持たせ，多様な生物学的，文化的人間の進化・多様性に伴うスピリチュアリティの進化に対応できるモデル（図4，25頁）を提示している（「2・1・1　スピリチュアリティが人間に備わっている理由」，「2・6・8　機能としてのスピリチュアリティ」参照）．自分の人生を生きる土台，枠組み，価値観をこの縦軸が創り出している．神仏が超越的他者を示す象徴的存在であるが，日本人にとっては先祖や自然も人生の選択に大きな影響を持っている．日本人の多くは死んだら仏になると信じている者も多く，「先祖に申し訳ない」「先祖の恥をさらさないように」などというように，先祖は死んでも，生きている者たちとの関係が非常に強い．また，日本人の自然との情緒的絆は強く，自然の中に神を見たりと，自然崇拝の念が強い．また，日本人の心には友人との関係が神との関係になっている場合がある．人生の危機に直面した時の同僚・友人の一言が，人生の岐路に立つ時の選択に決定的力をもつ．そのほか，思想や哲学も大きな要因であって，自分の生き方の根本となっている．あるいは，音楽・演劇・絵画・彫刻などが持つ崇高さが，聴く人・見る人に崇高で純粋な体験を与えるものとなることもある．崇高なもの，純粋なものにふれる体験は，傷ついた心を癒し元気を与えてくれる．また，日本人にとっては仕事が人生の選択に非常に大きな影響力をもつこともある．仕事を絶対化して自己犠牲をする時には，仕事が神仏のような力を持ち，影響力を持った絶対的権威をもったものとなる．

　以上のことからわかるのは，超越的存在とは，神仏という名称が問題ではなく，その超越的存在が死に直面した人にどのような意味を与えているか，どのような機能を果たしているかが重要であって，それが超越的他者の機能である．特に機能として，神仏が持つ超越的力，すべてのものを包み込む愛，過ちや失敗を赦して受け入れる愛，自分のすべてを知り尽くしていてくれる全知なるものを人は求めているといえる．

　さて，図4の下半部分は究極的自己についてである．究極的自己とは内的自己，自分の中の本当の自己といわれるものである．人間はしばしば，自尊心，優越感，劣等感，見栄，欲望に覆われて，本当の自分が見えないのが現実である．このようなものを脱ぎ捨てて，最後に残ったのが究極的自己である．「これこそ本当の自分」「自分の中の自分」「裸の自分」を実感する自己である．このような究極的自己に出会う体験は，死に直面した人々には顕著に現れる．それは死が接近することで失われていく自律性，自尊心，気力，名声，他人の評価などをより一層意識し，揺れ動く自分に直面しながら，確かな自己を求めていくからである．それまで自己と思い込んでいた「借りもの」「仮もの」を脱ぎ捨てて，より深い自分を見つめるようになる．図4に示されたように普段の自分と思っている自分を一度吟味し，一つ一つ点検しながら捨てていくことが多い．「―したい」と意志したことも，病に冒された身体的現実に照らしてみると，実現不可能であることがわかり，今，ここでできる可能性を求めて，自己を深めていく．「仮りの自分」の捨てるべきものに気づき，捨てざるを得なくなる．このような過程を通して，患者は究極的自己との出会いを行い，本当の自分を実感していくのである．

2）スピリチュアリティの生成

スピリチュアリティは人間固有の生得的特性であり，特に危機に直面した時の人間らしさ・自分らしさと深く関わっている．このような生得的特性を持つスピリチュアリティは，同時に個人の生育過程の中で生成されていくものでもある．ここではスピリチュアリティの構成要素であり，同時にスピリチュアリティの生成に関する5つの事柄（図5，39頁）について触れる．

人間のスピリチュアリティ（霊性）形成に大きい影響を与えているものの第1は，生まれた土地の風土・習慣・文化・歴史的状況などである．たとえば，温暖な自然環境に生まれ育ったか，あるいは厳しい自然環境に育ったかで自然観や神観が異なってくる[44]．

第2は，幼い時の両親との関係やその後の人間関係である．これは人間一般への信頼感の形成に深く関わる．また，第3は，人生で出会う事柄（病気・事故・災害・愛する人との別離など）の体験である．これは人生観の形成に大きな影響力を持ち，人生の岐路に立つ時の選択や決断に多いに影響力を持ってくる．第4は，その人が学び取った思想，哲学，主義などである．これらはその人の人生の土台となっており，人生を生きる「枠組み」と深く関わってくる．第5は，宗教体験や信仰などといったものであり，これらは目に見えず，理性や知性では説明がつかないが，人生の重要な土台の働きを果たしている．

このような要因が相互に関係し合いながら，人は自分の内にスピリチュアリティを生成していく．**図5**は，このようなスピリチュアリティの生成を表したものである．スピリチュアリティは人生の土台，枠組み，価値観を示すものである．そして，その主な構造は「外的他者の超越性」「内的自己の究極性」の2つの中心軸として，人生を意味づけるための土台・枠組みを作っており，それが人生の選択に影響力を持ってくる意味でスピリチュアリティである．このような視点から言えば，超越的・神的存在は，既存の宗教が示すような神仏のみならず，個人の人生を左右する影響力を持つ要素が個人のスピリチュアリティを構成する要素になっている．

このようなスピリチュアリティの生成は，スピリチュアルケアの臨床で援助の可能性を考える時の道具となる．つまり，患者が持つスピリチュアリティの生成の過程を理解することで，患者のスピリチュアルペインが出てくる所在をアセスメントする助けとなる．それに伴ってケアの方法も明らかになり，スピリチュアルケアの具体化が容易になっていく．

個人のスピリチュアリティの生成に関わる，いいかえればスピリチュアリティを形成するこれらの要素について，次項でさらに詳しく説明する．

---

[44] 和辻哲郎（1978）『風土』岩波書店．和辻は日本の風土をモンスーンに位置づけて，「モンスーン域の風土は暑熱と湿気との結合をその特性とする」と述べ，「湿潤が自然の恵みを意味する」と解釈して，日本人の宗教観は「受容的忍従的」であると述べている．

2・9 個人（個別性，個人的特異性）とスピリチュアリティ

　先にスピリチュアリティは生得的機能であり，危機に対する防衛機能であると同時に，出生後の諸環境によって影響を受けて形成されていくものであることを述べた．ここではさらにスピリチュアリティの形成に影響を与える要素について，風土，文化，家族，人生体験，教育，宗教の6つの点から考察する．

2・9・1　スピリチュアリティと風土

　幼い頃の幼児体験は，人間としての根源的感情や情緒を形成するのに大きい影響を与えている．幼児体験には生まれた土地の風土・習慣・文化・歴史的状況などが含まれる．湯浅泰雄は「日本人の宗教観は神道に最も深く関わり，農耕儀礼を中心にした信仰習俗を母体にして生まれてきた神々に関する伝承である」[45]と述べているが，この人々の生活の場がその人の宗教観を形成するという湯浅の考え方は，風土・習慣・文化・歴史的状況などがスピリチュアリティを形成するという考えと立場を同じにする．温暖な自然環境に生まれ育ったか，あるいは厳しい自然環境に育ったかで自然観や神観が異なってくる[46]．人間は社会的・歴史的・文化的存在であり，生きた生活環境に影響されている．特に，生まれ育った風土・文化・地域などによって，物の考え方・感じ方・価値観などを持った人格として形成されていく．スピリチュアリティは自己同一性と関係するため，生活環境によって大きく影響を受ける．

2・9・2　スピリチュアリティと文化的影響（時代的影響）

　人は生まれ育った場所・時代の文化[47]によって人間形成に大きな影響を受ける．特に幼少

---

[45] 湯浅泰雄（2007）日本人のスピリチュアルティ．日本トランスパーソナル心理学/精神医学会，安藤　治・湯浅泰雄編『スピリチュアルティの心理学─心の時代の学問を求めて』せせらぎ出版，271頁．
[46] 和辻哲郎（1978）『風土』岩波書店．注44）参照．
[47] アントニーデメロ／谷口正子・訳（1985）『小鳥と歌―東洋の愛と知恵』では女子パウロ会での「真の霊性」についての問答で，大変面白い例をあげている．『〈霊性〉とは何ですか？』と弟子が〈師〉に尋ねました．〈師〉は言いました．『〈霊性〉とは人間を〈内的な変化〉へと導くことができるもののことだよ．』『でもわたしがお師匠様方によって教えられた伝統的方法を応用するとしたら，それが〈霊性〉ではないのですか？』『それは〈霊性〉ではない，もしそれがおまえのために役に立たないとしたらね．毛布は，おまえを暖められなくなったら，もう毛布とは言えないのだ．』『では〈霊性〉とは変化するものなのですか？』『人間は変わる．また変化を必要としている．だから，かつて〈霊性〉に見えていたものは，もはや〈霊性〉ではない．〈霊性〉の名で一般に行われているものは，単に過去の記録に過ぎないのだよ．』『人間に合わせてコートを切りなさい．コートに合わせて人間を切ってはいけません．』26-27頁．

期の文化的影響が人格形成に大きな影響を与えることは，よく知られたところである．人は生まれ育った文化に影響を受けて人生観，自己理解，世界観を形成する．そして，文化は人生の生き方・価値観といったスピリチュアリティの形成へと繋がっていく．スピリチュアリティは自己のアイデンティティに関わるものであり，人生の土台であって，文化的影響を大きく受けている．その意味で人生観とスピリチュアリティとは関係している．

2・9・3　スピリチュアリティと家族関係（人間関係）

　家族関係は，人格形成，特に，生き方，価値観，人間への信頼関係などの形成上で重要な影響力を持っている．特に，幼児体験では両親との関係は重要な影響を持っている．両親からあたたかい扱いを受けた者は人間への信頼感を形成しやすい．また家族以外でも友人・尊敬する人物からの影響は，人生の生き方や価値観の形成に大きな影響を与える．その人たちと関係性の中で，人格の深いところが形成され，人生の土台となる価値観・人生観・世界観などを形成されるため，どのような関係を持っているかは非常に重要である．このようにして形成される価値観などは，魂の内に平安・安らぎ・拒否・否定的感情などを形成するスピリチュアリティには大きな要因となる．たとえば家族の離婚・争い・不信などは重要な要因になる．

2・9・4　スピリチュアリティと人生体験（苦難，災難，戦争など）

　人生体験とスピリチュアリティの形成との関係は深いので，どのような人生体験をしたかによってスピリチュアリティが異なる．特に，人生観の形成において，戦争，自然災害，失敗，挫折，離婚，離別，死別といった体験は，人生，自然，世界への見方や受け止め方に大きく影響を与える．つまり，それらは人格の内面を形成し，人生を意味づける働きをするスピリチュアリティの形成とは深い関係がある．たとえば，突然の震災で愛する者を失った体験をもつ人は，すべての人に公平で恩寵に満ちた神の存在は信じがたいだろう．したがって目に見えない神仏を語る宗教を信仰することには戸惑いを感じるかもしれない．また，愛する者との離婚が避けられなかった者には，人生をただ信頼することは困難であるであろう．苦難・失敗・挫折などの体験は，目に見えない事柄を信じ，人生を積極的に肯定することを困難にさせている．また不条理な悲惨な人生体験をした人は，超越的存在を無条件で受け入れることに困難を感じるかもしれない．人生で出会う事柄（病気・事故・災害・愛する人との別離など）の体験などは，人生観の形成に大きな影響力を持ち，スピリチュアリティの形成にも大きな影響力を持ってくる．

2・9・5　スピリチュアリティと教育（学校教育）・宗教

　義務教育の9年間に子どもは身体的にも精神的にも大きく成長するが，これはすなわちスピリチュアルな面でも大きく成長する期間である．しかし日本では公的学校機関で知的，理性的には教育されても，宗教・信仰・思想についての教育はされていない．それゆえに危機的状況に直面した時の支えとなるスピリチュアリティの形成は十分になされないといえる．公教育で宗教・信仰・思想の教育はなされないが，教師との人間的出会いを通して学ぶことになる．すなわち教師の物の見方，感じ方，人格，特に，人生観，世界観などから人格形成に大きな影響を受け，そこでスピリチュアリティを養うことになる．

　それに対して，宗教立学校（キリスト主義，仏教主義的学校）では礼拝や宗教行事を通して，礼拝すべき対象や人生を支える土台や価値観が教えられることで，スピリチュアルな教育が為されている．たとえ宗教教育が公的教育の中でなされていなくても，家庭内での宗教的習慣などを通して影響を受ける．そのような場合には，ほとんど無意識的に影響を受ける[48]．

　その他，宗教には直接触れずとも，音楽や美術，国語や社会という教科を通して，自然の美しさに感動する心を養い，あるいは文学作品を通して，価値観を学び，歴史を通して人生の見方を学ぶことで，「自己」や「いのち」についての考え方を学ぶ．このようなかたちでの学校教育が持つスピリチュアリティ生成の働きは大きいといえる．

2・9・6　スピリチュアリティと宗教的環境

　今日，日本では伝統的宗教習慣が滅びつつある傾向がある．数十年前には，どの家にもあった仏壇は，今日の若い夫婦のマンションにはほとんど見られない．地方から都会に出た人は墓参りの習慣を失いつつある．日本は古来から仏教の影響を深く受けてきたので，宗教的背景を問えば，仏教と応える人が多くいるが，それだからといって，仏教を意図的に学んで自分の心の支えや指針としている人は少ない．そうではあるものの，今日でも都会でさえも家の回りには寺院・神社・地蔵が残っていて，一般的日本人の宗教的背景は仏教や神道に近いと考えてよい．この程度の仏教との触れ合いではあるが，日本人の心の中には仏，慈悲，地獄，祟り，因果応報などということばが存在しており，危機的状況にはこれらが鮮明に蘇り，かつそれらの概念が人生の支えになっているといえる．

　その根拠として拙者『スピリチュアルケア学序説』では無宗教の人たちの書き残した闘病記を調べ，無宗教と言いながら宗教用語を多く使っていることを示した．そしてその宗教用語に

---

[48] 亀井修介（1993）『わが妻の死の美学』リバティ書房，195-196頁．「妻の弔いとしていただいた造花をその前において，一種の祭壇を設けた．ただ，私の母が妻の死を嘆き，毎日かならず水をあげなさいといい残していったので，妻が飲むとは信じないけれども，コップの水だけは供えている．」とある．ここには母から受けた宗教的影響が亀井の中に無意識的に残っていることが見てとれる．

込められた意味が人生の謎，苦難の意味，苦難からの解放などを求めていることであることがわかった．このことからスピリチュアリティの形成に宗教が深く影響を与えていることがわかる．

　宗教体験や信仰などは目に見えず，理性や知性では説明がつかないが，人生の重要な判断・決断には大きな影響力を持っている．スピリチュアリティは「外的他者の超越性」「内的自己の究極性」の2つの中心軸として人生を意味づけるための土台・枠組みを作っており，それが人生の選択に影響力を持ってくる意味でスピリチュアリティである．このような視点からいえば，超越的・神的存在は，既存の宗教が示すような神仏のみならず，個人にとって絶対的意味をもつ要素が個人のスピリチュアリティを構成する要素になっている（図5）．

　このようなスピリチュアリティの構造的要因とその繋がり方を明らかにすることで，スピリチュアルケアの具体化は容易になっていく．

3章 スピリチュアルケアへの発展

3・1 スピリチュアリティをケアの視点からみる

2章ではスピリチュアリティの理解には宗教的理解をはじめ，哲学的理解など多角的視点からの理解の仕方があることを述べた．次に終末期がん患者にとってのスピリチュアルケアという視点でみてみよう．終末期がん患者のスピリチュアリティへのケアという視点からみる必要性が生まれる．

生きる目的や意味を喪失したり，死後のいのちの問題が深刻な問題となった時には，スピリチュアリティが覚醒することで，超越性や究極性という軸をもつ垂直的視点から自己を見直す必要性が出てくる．自己を超越性や究極性という軸からみることは，日常性や有限性を超える思考の道を開くことであり，超越・永遠・無限という視野が広がることになる．

このようなスピリチュアルな視点から眺めることは，非常に個人的・主観的・神秘的であるので，健康で活動的な日常生活では，許容されにくい．スピリチュアルな世界は，個人的には非常に重要でありながら，一般的共同生活では，あまりにも個人的・主観的すぎるので敬遠されがちである．しかし，このような個人的・主観的・神秘的な事柄であっても，人生の終末期にある人に対しては，周りの人々も許容する傾向がある．終末期医療には患者にとって実存的重要性を持つものを優先する傾向があるので，むしろこのようなスピリチュアルな事柄が重要視される．これは終末期の患者の個人的生命を支えることが，周りとの共通理解ということよりも重要な事柄として認知されるからである．患者は疼痛をはじめ肉体的苦痛が伴うので，緩和的医療が求められるが，それと同時に，人生に伴うスピリチュアルケア（霊的ケア）が必要になる．

3・1・1 危機とスピリチュアルケアの必要性

終末期がん患者の多くは，自分の負った病や直面する死を人生の危機として受け止め，精神的・心理的な動揺や混乱を経験している．「こんな病気になぜ，私がならなければならないのか」「晴天の霹靂だ」などの患者の言葉は，突然，自分の身に起こったことを整理できず，受け入れることができずにいる心の状況を示す言葉である．この状況は，安定した日常性が壊され，精神的安定が動揺し，未来がつかめない状況で，人生の危機といえる．危機とは英語のクライシスcrisisで，ギリシャ語では「分離，分ける」ことを意味し，肉体的には健康を失ったり，生を断たれる死を意味したり，人間関係では信頼関係が「壊れる」ことを意味し，精神的にはこころが「裂かれる」ことなどを示す．このような状態になると，人は通常の感覚や思考を失い，混乱・動揺・不安・恐怖に襲われて，本来の自分らしさや人間らしさを失ってしまう．

ホスピス／緩和ケアが，肉体的苦痛，精神的苦痛，社会的苦痛，霊的苦痛（スピリチュアルペイン）の緩和を提供することはよく知られている．終末期がん患者にとっては，肉体的人生を終わるのみならず，家族や仕事とも別れなくてはならない危機である．危機がもたらす精神的影響は，今までの研究で証明されているように大きなものがある．このようなスピリチュアルペインへのケアが必要である．

3・1・2　危機にある人へのケアの意味

1）ケア（care）とキュア（cure）

　キュア（cure）は英和辞典（『新英和大辞典』研究社）では，他動詞として「治療する，矯正する，治す」とあり，自動詞として「病気が治る，平癒する，病気を治す」，名詞として「治療，平癒，回復，救済，信仰の監督，聖職，司牧」などと訳される．他動詞として用いられることが多く，医療者が患者を治療することを意味することが多い．この医療者―患者の関係には，「医療を施す者」と「受ける者」という上下関係がある．医療者はコントロールする側にあり，患者はコントロールされる者となる．このように医療の現場では支配する者と支配される者という構図が生まれている．その構図は支配される者に対し，人間としての尊厳，自由を奪われたという感覚を与えるものである．医療者が治療法を選択し，治療過程の主役になる．患者は医療者の意思に従う構図が生まれる．患者の意思や選択の入る余地がない状況である．これまでの医療はこのようなキュア中心，医療者中心の医療であったことが指摘されている．

2）ケアの人間理解

　ケア（care）は英和辞典（『新英和大辞典』研究社）では，他動詞として「世話する，面倒をみる，看護する」，自動詞として「心配する，気にかける，関心をもつ」とあり，名詞としては「関心，配慮，注意，世話，保護，介護，心配，心労，気がかり」などと訳される．キュア（cure）が主に疾患の治療を意味するのに対して，ケア[1]は変動する患者の肉体的健康をはじめ，揺れ動く心を支える医療の在り方である．終末期の患者への対応として，疼痛緩和や食欲不振・全身倦怠感・腹部不快などの身体症状に対して患者の身になって緩和に努めることは必須である．そのうえに，病気を抱えて悩み，苦しみ，不安・恐怖に襲われた時，患者が人間らしく，自分らしく生きるためには重要である．具体的には完治できない病を負いながら揺れ動く心・不安・恐怖・無力感・虚無感・後悔・反省に苦しむ患者の状況を十分に理解し支えつつ，患者が残された人生を有意義に，かつ質の高い生活ができるように援助する．これがケアである．身体的苦痛の緩和も重要であるが，ケアこそ人間としての尊厳を保ち，質の高い生活を可能にするものである．このような医療は，疾患の完治が目標ではなく，むしろ患者の生活全体を支える医療，全人的医療といえる．治療できない病をもつ患者が必要とするケアについ

1）三井さよ（2004）『ケアの社会学―臨床現場との対話』勁草書房．

て，一般的に以下のようなケアが提示されている．このようなケアの実現のためには，ケアワーカー自身が，患者を尊い存在として受け止めるかが重要である．特に死に直面した病をもつことが，患者本人に堪え難い体験であることをケアワーカーは十分に理解しなければならない．そのことを十分に理解したうえで，患者の魂の問題に触れていかなければならない．このためには，まず臨床の場では，患者をケアする場合は，共感的態度を持つことが必須条件である．

〔ケアに必要な視点〕

　①患者は不条理な現実を負って悩み苦しんでいる

　②患者は一緒に悩み歩んでくれる人がいることで，不安・孤独などが緩和される

　③患者の悩みを聞くケアワーカーは，悩みを聴きながら自分も痛む経験をする．

　④患者とケアワーカーは苦しみを共感する

　⑤患者の気づきを促すケア（スピリチュアルなものへの気づき）

　⑥気づきのためには傾聴，共感，受容が必要

（3）「ケア」と「もてなし」，「気配り」

　日本の文化では昔から対人関係において「もてなし」，「気配り」を大切にしてきた．ここではこれらの日本古来の概念「もてなし」「気配り」と，欧米の「ケア」と比較して，ケアについて考えてみよう．

　この3つの概念を比較して共通点と相違点を見つけ出すと，共通点は，「行為する者」とそれを「受ける者」との二者の関係性を問題にしていることがわかる．したがってこれらの概念を理解するには，両者の位置関係，その関係の中味，両者の状況などを明らかにする必要がある．

　「ケア」（care）は，辞書では，「世話，介護，保護，管理，監督，維持，注意，用心，配慮，努力，心配，気苦労，気がかり，不安，懸念」などと記されている．さらに，英語のcareには，care of, care aboutといった熟語があり，これらは気になる，心配する，不安になるなどの意味が強くなり，主体と客体との共通体験が明確化される．つまり，ケアする人は，相手を世話し，介護しながら，同時に，自分自身も心を痛めている，互いに心を痛める経験をしている，というように，両者は同時に心の痛みを共有している．このことは，ケアは「愛する」ことと深く関わっていることを示している．愛は相手が苦しむ時，それを見過ごしにできない行為である．「愛する」とは，互いに一つになることであるから，患者が痛みで苦しんでいることを見過ごせないのである．つまり，ケアは相手の苦痛に援助の手を差し伸べ，苦痛を緩和したいと望むことである．

　「もてなし（持成）」は小学館の『精選版日本国語大辞典』によると「11世紀の源氏物語でも用いられていて，名詞と他動詞があり，名詞では，①教養，性格などによってかもしだされる態度．身のこなし．ものごし．②人に対する態度．人に対するふるまい．③人に対して自分の望む結果が得られるようにしむけること．④馳走．饗宴．⑤饗応．ごちそう」とある．他動詞として，「①意図的に，ある態度をとってみせる．わが身を処する．②見せかけの態度をと

る．みせかける．③なんとか処置する．対応してとりさばく．④相手を取り扱う．待遇する．あしらう．⑤手厚く歓待する．饗応する．ご馳走する．⑥取り上げて問題にする．あれこれと取り沙汰する」とある．客人を迎えて丁重に敬う態度を示している．

また『精選版日本国語大辞典』によると，「きくばり（気配）」とは，「小町踊（1665）に用いられていて，いろいろと気をつけて注意していること．こころづかい．気苦労」とある．

「もてなし」は，主に対人関係の接遇に関する言葉であるが，単に技術的問題だけではなしに，もてなす者の教養や性格から醸し出される心の在り方をも問題にしている．相手との関係を円滑にするという技術的レベルで扱われるのではなく，相手の状況や心を推し量って思いやり，相手が十分に満足いくように配慮する，接遇する側のこころの姿勢が含まれていることがわかる．また，「もてなし」がご馳走するなど，食事に関わる言葉として用いられていることから，このような人間の生き方が他者の生活を支える基本的姿勢であったことがわかる．「もてなし」は社会生活，共同生活を支える人間同士の生き方そのものを表現する言葉であった．このような関係の中では「もてなす側」と「もてなされる側」の立場の違いはあるが，「もてなされる側」が心の負担を感じないですむような配慮があることがわかる．

「気配り」は，「もてなす」と比較して新しい言葉であるようであるが，相手のためにあれこれと気を使う心の姿勢が意味されている．「もてなす」が食事を中心に用いられているのに対して，「気配り」は家族，集団などへの配慮が含まれていて，人間関係全般への「気配り」が示されていると考えられるが，両概念は，社会生活・共同生活を行ううえでの人間関係の在り方を示す鍵概念として現代まで残ったのである．

以上のように「もてなし」「気配り」は「もてなされる側」への行き届いた配慮と，もてなす側の人の姿勢が示されている．表面上のことだけではなく，内面的な生き方・人生観などにも触れるものである．それは単に相手が満足するだけではなく，もてなす側の謙遜さ・相手への尊敬の念などという，人との接し方が重要なことを示している．

このような外面的行為と内面的精神性の二重の意味は，「ケア」の中に意味されている「ケアする人」が「ケアされる人」と同じ目線に立つという言葉に示されていることと共通する．患者と同じ立場にある自分を意識して，病む人のケアに当たる必要性が語られているのである．特に，スピリチュアルケアは患者を意図的にコントロールすることではないから，同じ立場にあるという意識が重要となる．

以上，「ケア」と「もてなし」「気配り」と比較してみてきたが，この3つの言葉は非常に近似的意味を持ち，単に患者への技術的働きかけではなく，ケアする側の生き方や姿勢が問題とされていることがわかる．ケアとは相手への深い配慮である．さらにはケアする者はケアの中で自分自身がケアを必要とするのである．つまりケアする人はケアの中で自己の生き方・自己の人生への姿勢が非常に厳しく問われてくる．その意味でケアは「患者へのケア」と「自己のケア」を問題にした概念である．そして，このような「私とあなた」の関係は，日本の文化の中でも重要なものとして存在してきたことは明らかである．日本人は恩を売ることを嫌う傾向があり，「ケアしてあげる」ではなく，「ケアさせてもらう」と謙遜になることを善しとする美

徳を育ててきた文化を持っているのである．一方，このような謙遜な文化はあまり強調されすぎると，かえってケアを非常に困難なものにしてしまう弊害をもたらすことになることには注意が必要であろう．

4）ケアの対象

「ケア」の言語学的意味については，以上に述べたとおりである．さらに問題になるのは，ケアの対象についての問題である．

想定されるケアの対象は3つある．すなわち「苦痛」「人間存在全体」「いのち」である．

ここでの「苦痛」とは，人生の危機に直面して，生きる目的を喪失し，苦難の意味・死後の問題を問い，罪責感に苦しむ苦痛のことである．この対象へのケア（緩和）の目的は，生きる目的・苦難の意味の気づき，死後の生命の発見，罪責感からの解放などである．生きる目的・苦難の意味の発見などは，非常に個人的問題であるから，外から教えられて解決できる問題ではない．むしろ，個人が納得する解答を探すプロセス（過程）に付き合うことがケア（援助）になる．実存的解答は，時，病状，生活環境の変化によって変化するので，患者の状況に合わせてケアワーカーも変化することが求められる．また，「罪責感の緩和」とは，罪責感，後悔の念，悔いの念を持つ患者が苦痛から解放されるためには，罪の赦しが必要になる場合がある．この場合には宗教家の介入が必要になる．

2つ目のケア対象として「人間存在全体」が揺れ動くことがある．この存在全体には患者の理解力・統合力・整理力の混乱，信仰や信念・価値観・人生観の混乱，人間への信頼関係の喪失，将来や未来への希望の喪失などが含まれる．これらのものが混乱，喪失した時には，個々のペインの緩和というケアよりも，揺れ動く患者自身を支えるというケアが必要になる（「6・1・1　課題解決型ケアと寄り添い型ケア」）．患者を支えるためには，一緒に揺れ動きつつ，傍に寄り添う必要がある．

3つ目の「いのち」へのケアでは，生きようとする「いのち」の流れを支えることになる．いのちは目に見ることができないが，「いのち」は生への内在的力である．この内在的力を支えて，いのちの目的の実現に向かう援助がスピリチュアルケアである．

5）ケアの目的

一般的にケアの目的としては①支える，②慰める，③励ます，④癒す，⑤発見，⑥気づき，⑦再出発，などが考えられる．スピリチュアルケアに焦点を当てると，「癒す」「支える」「いのち[2]」の3つのことが考えられる．

---

2) 下稲葉康之（1998）『いのちの質を求めて』いのちのことば社．下稲葉は，九州の福岡県の栄光病院のホスピス医であるが，この書物の中で下稲葉は「ホスピスはいのちの質を高めるべくなされる全人的ケア」と述べて，「いのちの質」を高めることにケアの中心を置いている（65頁）．さらに，「霊的援助こそ，ホスピスケアの本質的役割を果たすということである」と述べ，「霊的援助は後悔や罪責感を和らげ，その人生に意味付けをし，残される家族と率直な会話をもたらす．その人は死を受容し，新しい世界へ旅立つことができる」と述べている（58頁）．

6）ケアと共感性

ケアとは「共に生きること」である，と理解すると，他者との共感性が重要な要因になることは理解できよう．特にスピリチュアルケアは心の中の問題を扱うので，患者への共感性[3)4)]が重要なツールになる．共感性は個人の深みの苦痛を理解し，共に生きるために不可欠である．

3・2　スピリチュアルケアとはなにか

3・2・1　スピリチュアルケアの必要性

人は生命の危機に直面すると，「なぜ，私がこんな病気にならなくてはならないのか」「どうしてこんなに苦しむのか，バチがあたったのか」，「死後はどこに行くのか」などの非常に個人的で普遍的解答のない難問を持って苦しむ．このような問題を持つのは特定の人に限られることではなく，自身の存在が揺り動かされる経験をすると，すべての人間が持つ[5)]．その意味で，すべての患者がスピリチュアルケアを必要としているといえる．患者の持つこのような心の問題については医学モデルに基づく近代の医療では特別に関心を示さなかった．しかし，終末期がん患者のほとんどがこのような問題を抱えて苦しんでいる現状を見て，医療者は無視できなくなった．病死の問題はかつては宗教家が扱ってきたが，今日は，医療の現場において，宗教家による介入はほとんどなされていない．そこで，このような苦痛，苦悩を持つ患者に耳を傾け，苦しみを共有しながら，患者が孤独にならず，しっかりとそれと向き合って日常生活を「その人らしく」生きていくことができるように援助すること，すなわちスピリチュアルケアが必要になった．

終末期患者にとって身体的疼痛の緩和が非常に重要であることは明らかである[6)]．それと同様に，人生の難問からくる苦悩の緩和も非常に重要な問題である[7)]．特に終末期の患者が持つ問題は，苦痛の意味，人生の意味，死後の問題，罪責感などの問題で，人格の深いところにある痛みである．これらの問題に真摯に誠実に関わることがスピリチュアルケアであり，ここに

---

3) ミルトン・メイヤロフ（1989）『ケアの本質』ゆるみ出版．
4) 広井良典（2005）『ケアのゆくえ，科学のゆくえ』岩波書店．
5) Joseph P. Cassidy, Douglas J. Davies "Cultural and spiritual aspects of Palliative medicine," Derek Doyle, Geoffrey Hank's, Nathan Cherry and Kenneth Calman, ed., (2004) "Oxford Textbook of Palliative Medicine" (Third edition), Oxford University Press. 末期患者は既存の宗教の信者であるかどうかに無関係に，死の接近によって非常に宗教的になると述べている．
6) 淀川キリスト教病院ホスピス編『緩和ケアマニュアル』最新医学社，31頁．疼痛の原因として4つのことがあると記されている．①がん自体によって引き起こされる痛み，②がん治療に起因する痛み，③衰弱からくる痛み，④がんと無関係の痛みなど，である．

スピリチュアルケアの必要性がある．

3・2・2 スピリチュアルケアの目的と2つの型—ペインの緩和か全存在の支えか

　スピリチュアルケアの目的はペインの緩和だと考える人達がいる．具体的ペインを列挙して，たとえば，死後の生命の不安の緩和がスピリチュアルケアの目的であると考えている．このような考えに対して，患者の存在全体を支えることこそスピリチュアルケアであると考える人たちもいる．淀川キリスト教病院ホスピス編『緩和ケアマニュアル』に記載された全人的苦痛の理解のための図（図1，本書8頁）は，前者に属する考え方で具体的スピリチュアルペインを列挙しているので，スピリチュアルケア・ワーカーの役割が明確になる[7]．しかし，後者の立場をとる人たちもいる．この人たちは身体的苦痛・精神的苦痛・社会的苦痛を抱える人間の全存在を支えることがスピリチュアルケアだと考えている．このような理解では，スピリチュアルケアは具体的ケアに特化したケアではなくして，全存在を支えるケアとして捉える．

　このような2つのスピリチュアルケアの理解の仕方があるが（図7），臨床現場では患者のペインの情況によってどちらかに傾くことが多い．人生の目的・意味の喪失した患者へのケアに対しては失われた目的・意味の再発見がケアの中心となるかもしれない．しかし突発の病名告知でショックを受け，生きること全体が揺れ動いて強い不安・恐怖に襲われているときには，患者に寄り添うことが第一のケアとなるかもしれない．ケアワーカーは患者の情況を適切に判断してケアにあたるのがよい．

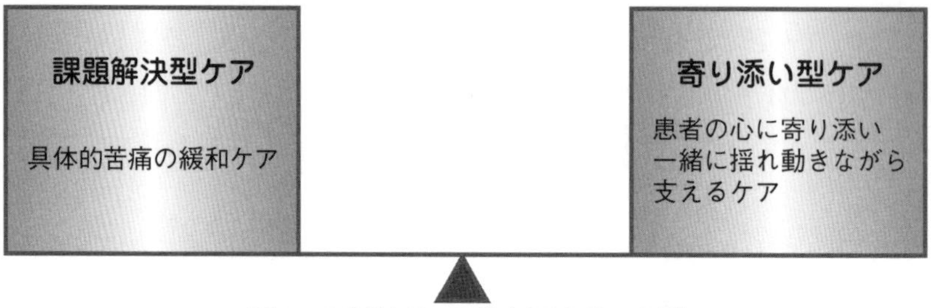

```
┌──────────────┐        ┌──────────────┐
│  課題解決型ケア  │        │   寄り添い型ケア  │
│              │        │ 患者の心に寄り添い │
│ 具体的苦痛の緩和ケア │        │ 一緒に揺れ動きながら│
│              │        │    支えるケア    │
└──────────────┘        └──────────────┘
                    ▲
```

図7　スピリチュアルケアの2つの型

---

7) 同書，34頁．本書1・3　図1「全人的苦痛の理解」を参照．淀川キリスト教病院ホスピスのモデルは，スピリチュアルペインの臨床的問題が明記されているので，患者の個々のペインへの対応を考えるには適したモデルといえる．この淀川キリスト教病院のモデルとは別の考え方がある．河　正子はスピリチュアリティを身体的・道徳的・心理的・社会的次元を統合するものとして考えている．この考え方は患者の存在全体の在り方にスピリチュアルケアが関わると考えたモデルである（河　正子，他「緩和ケアにおける専門職のスピリチュアル実践に関する研究」平成15年度笹川医学医療研究財団研究報告書）．臨床的判断からすれば，それぞれのモデルには長所と短所がある．そこで，それぞれのスピリチュアルケア・ワーカーが自分のケアの立場・役割・ケアの可能性を見つけるモデルを選択するのが望ましい．

3・2・3　スピリチュアルケアの定義

ここではスピリチュアルケアの定義について3人を取りあげて要点だけを述べておく．

1）W. キッペス

W. キッペスは人間を身体，知性，精神，心を持った存在であると理解することに加えて，「〈霊〉と〈魂〉からなる不滅の存在，自我（有機体の一体である）」[8]と理解している．そして「スピリチュアルな痛みは実存的な哲学的・宗教的な事柄から生じてくる．スピリチュアルな痛みは心と魂，即ち人間の中心から湧き出てくる．命・存在そのものと関係している人間，生きること，死ぬこと，愛と思いやり，憎しみと無関心，夫婦愛，尊敬や離婚，社会，世界，宇宙とは謎であり，これらはスピリチュアルな痛みの詰まった蔵である」[9]と述べている．つまりスピリチュアルペインは命や存在の意味を哲学的，宗教的に問うことから生じるもので，そのケアとして「考え」「ことば」「共にいること」「信頼関係」「聴くこと」「見る目」「沈黙」「欲求不満の処理」「歌」などをあげている[10]．そしてスピリチュアルケアにはチームアプローチが必要であり，そのためにはケアする人たちの相互的尊敬・信頼関係が重要であり，それが患者の人格の統合＝癒し＝救いをもたらすと述べている[11]．

2）村田久行

村田久行のスピリチュアルケアの基本は，現象学と実存哲学に立つもので，人間を時間存在・関係存在・自律存在としてとらえ，その自己が死の現実の前で自己の存在と意味の消滅から生じる苦痛をスピリチュアルペインと呼び，そのペインの緩和をスピリチュアルケアとしている[12]．具体的には「時間的存在である人間は死の接近により将来を失う」ことで生じる「生の意味，無目的」に対して死をも超えた将来の回復がスピリチュアルケアの目標となる」[13]としている．また「関係存在である人間は，死の接近により他者との関係を失う」ことで生じる「自己喪失の不安」に対して「死をも超えた他者との関係の回復が，スピリチュアルケアの目標になる」[13]としている．さらに「自律存在である人間は，死の接近により自立と生産性を失う」ことで生じる「無価値，依存・無意味」に対して「自立と生産によらない次元で自律（自己決定）の回復が目標となる」[13]としている．村田はスピリチュアルペインの構造を明らかにし，ケアの方法を哲学的立場に立ちながら，宗教の枠組みを超えたところで誰に対しても可能なスピリチュアルケアの方法を明らかにしている．

---

8) ウァルデマール・キッペス（1999）『スピリチュアルケア―病む人とその家族の友人および医療スタッフのための心のケア』サンパウロ，33頁．
9) 同書，82頁．
10) 同書，111-152頁．
11) 同書，347-364頁．
12) 村田久行（2005）終末期患者のスピリチュアルペインとそのケア―現象学的アプローチによる解明．緩和ケア15（5），387頁．
13) 同，389頁．

3）窪寺俊之

筆者（窪寺）は以下のように定義している．

「スピリチュアルケアとは，肉体的苦痛，精神的苦痛，社会的苦痛の緩和と並んで，患者のQOLを高めるには不可欠なケアで，特に死の危機に直面して人生の意味，苦難の意味，死後の問題などが問われ始めたとき，その解決を人間を超えた超越者や，内面の究極的自己に出会う中に見つけ出せるようにするケアである．日常生活では，知性・理性など合理性が重視される傾向があるが，スピリチュアルケアは，日常生活では忘れられて過ごしていた目に見えない世界や情緒的・信仰的領域の中に，人間を超えた新たな意味を見つけて，新しい『存在の枠組み』『自己同一性』に気づくことである．」

3・2・4　スピリチュアルケア，心理的ケア，宗教的ケアの相違点

現在，「スピリチュアルケア」「心理的ケア」「宗教的ケア」の相違[14]について，互いのケアの境界線が明確になっていない．たとえば，オックスフォード大学が発行している緩和医療の教科書『Oxford Textbook of Palliative Medicine』の中のスピリチュアルケアの扱いをみてみる．そこでは「スピリチュアルケア」は，第12章「緩和医療における情緒的問題」の中で扱われ，さらにスピリチュアルな問題と宗教の問題が一緒に扱われている[15]．さらに，ロバート・トワイクロスとシルビア・ラックの『終末期がん患者の治療法』[16]の中でも，スピリチュアルケアは心理社会的問題（psychosocial issues）の中の一つとして扱われている．これらの緩和医療の教科書の中での，スピリチュアルケアに関するこのような扱い方から，3つのケアの相互間の境界線が明確でないことがわかる．図8を見ると明らかなように，この3つのケアはそれぞれが扱う問題において相互に関わり合い，重なり合う場を持っている[17]．これらの3つのケアの共通点は，互いにいのちの根源・生活の質・情緒的問題に関わっているという点である．スピリチュアルな問題，精神的（心理的）問題，宗教的問題は，互いに明確に切り離すことができないほどに密接な関係にある．

ここで心理学者M.R.マックミン[18]のモデルを簡単に紹介する．マックミンは図9のようなモデルで説明している．マックミンは患者の全人的ケアを3つの視点から検討することを提案している．心理学的視座・神学的視座・スピリチュアルな視座である．その視座からみることで自己の正しい自覚・ニーズの正しい自覚・癒しの関係が明らかになるという．誤った自己理

---

14) M. Simone Roach（1992）"The Human Act of Caring" Canadian Hospital Association Press（鈴木智之，他・訳（1996）『アクト・オブ・ケアリング―ケアする存在としての人間』ゆるみ出版）．
15) Oxford Textbook of Palliative Medicineでは，スピリチュアルケアは霊的，宗教的信仰のシステムのもつ価値 The value of a spiritual or religious belief system（p980）となっている．ここではスピリチュアル（霊的）な問題と宗教的問題が明確に異なるものとは理解されていないことになる．
16) Robert G. Twycross, Sylvia A. Lack（1984）"Therapeutics in Terminal Cancer", Churchill Livingstone, p208.
17) 窪寺俊之（1996）スピリチュアルペインを見分ける法．ターミナルケア6（3）参照．ここで「心の3つのペイン」として，宗教的ペイン，スピリチュアルペイン，精神的・心理的ペインの特徴について触れた．
18) Mark R. McMinn（1996）"Psychology, Theology, and Spirituality in Christian Counseling" Tyndale House Publisher, Inc., p59

解や誤ったニーズを正すのは，心理学や神学（宗教）の援助が必要である．マックミンはこのような学問的援助を得ながら全人的ケアに必要な具体的課題（患者の倫理基準・科学的思考法・健康理解など）を明らかにしている．マックミンのモデルは心理学的理解や神学的理解が患者のスピリチュアリティと関わるという指摘は興味深い．

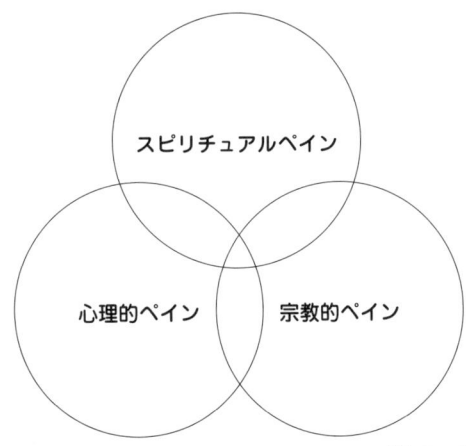

スピリチュアルペイン：超越者との関係の欠落，究極的自己の喪失などが原因で，病気の中でのわたしの生きる意味，目的，価値の喪失などからくる虚無感，無力感，疎外感，喪失感，怒り，いらだちなど．

心理的ペイン：人間関係での孤独，疎外，不和，軋轢，葛藤からくる怒り，恨み，不安．また病気の悪化からくる不安，恐れ，後悔，いらだち，焦りなど感情的，情緒的問題（心理療法家，精神科医による治療やケア）

宗教的ペイン：宗教者，信徒がもちやすい．死後の命，天国，地獄，極楽浄土，永遠の生命などの確信の喪失，病気回復の祈祷，宗教的閑話，宗教的典礼からの疎外感．

図8 心の3つのペイン

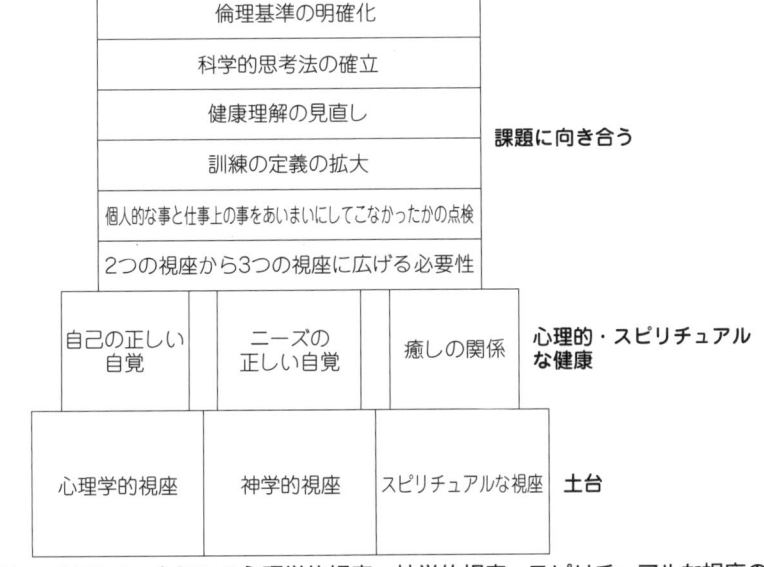

図9 M.R.マックミンの心理学的視座，神学的視座，スピリチュアルな視座の相互関係
(Mark. R. McMinn : Psychology, Theology and Spirituality in Christian Counseling, Tyndale House Publishers, Inc., 1999, p59)

1）心理的・精神的ケア[19]

心理的ケアの目的は一般にカウンセリングの理論に立った，個人の社会適応（人間関係のトラブル，環境への適応）である．社会での不適応を起こして，自己実現が阻まれている原因・理由を明らかにして解決へのケアを行う．扱われる問題は本人の周りの人たちとの葛藤・闘い・競争などであり，つまり，水平関係での問題を扱う点が特徴である（例：人に会いたくない，元気な人が羨ましい，仕事ができないのが悔しい，社会的価値がないのが悔しい，家族の将来が不安である）．

これらの問題にはカウンセリング，トランスパーソナル心理学[20]～[22]，心理療法が有効で，そこでは，基本的には人間関係に伴う適応の問題や自己実現の問題が中心となっていることである．臨床現場ではしばしば起こるが，がんになり肉体的苦痛が伴い，さらに人間関係が変わり，社会関係が疎遠になり，死に直面した状況で不適応を起こす人は多い．そのような死に直面した人が抱える心理的・情緒的問題を人間関係の問題として解決法を求めるのが心理療法やカウンセリングの方法である．

（2）宗教的ケア[23]～[26]

終末期の患者と家族へのケアの現場では，しばしば，死後のいのちの問題（死んだらどこへ行くのか，死にたくない）や深い罪責感の問題が浮び上がってくる．宗教への関心が希薄な現代では，死後のいのちを信じる人は，明確に信仰を告白する人を除けば，日本人の中には少ない．たとえば死後，人の霊は荒魂・祖霊となり，山に住むと考えたり[27]，死後は，神の国[28]・極楽浄土[29]に住むと考えている人は少ない．しかし，死に直面した人は「溺れた人藁をもつかむ」の諺のように，宗教に救いを求める人もある．

宗教的ケアの特徴は，患者が持つこころの問題や疑問に対して，宗教者が信仰的立場から援助するケアである点である．宗教には各宗派・教派の教義，礼典，団体の規則などがある．ま

---

19) Wesley L. Brun（2005），A Proposed Diagnostic Schema for Religious/Spiritual Concerns. The Journal of Pastoral Care and Counseling, 59（5），pp425-456．この論文はアメリカ精神医学会発行のDSM-IVのスピリチュアルな事柄についての言及に対して，牧会神学者の立場から提案が為されたものである．そこには精神的病をもつ人たちがもつスピリチュアルな問題があげられており，10のカテゴリーから検討されている．
20) 諸富祥彦（2001）『トランスパーソナル心理療法入門』日本評論社．
21) 日本トランスパーソナル心理学/精神医学会（1999）『トランスパーソナル心理学/精神医学』日本評論社．
22) 諸富祥彦，藤見幸雄（2003）『現代のエスプリ　トランスパーソナル心理療法』至文堂．
23) 浜渦辰二・編（2005）『ケアの人間学入門』知泉書館．
24) 藤腹明子（2004）『看取りの心得と作法17カ条』青海社．
25) 藤腹明子（2006）『死を迎える日のための心得と作法17カ条』青海社．
26) 大下大圓（2004）『いい加減に生きる』講談社．
27) 民俗学的研究によると，日本人はかつて荒霊を信じていた時代があり，各地にその痕跡が残っているという．しかし，現代の日本人が荒霊を信じているという事実は見つけにくい．現代科学の発達や合理的思考方法がもつ認識方法が古い宗教観や霊観を変えているといえる．
28) キリスト教では，イエスキリストによってもたらされた救いの福音を信じる者は，罪を赦されて，死後，神の国に迎え入れられると約束されている（ルカによる福音書23：42-43，テサロニケの手紙4：13-18など）．
29) 法然や親鸞によって説かれた浄土宗や浄土真宗では，阿弥陀の慈悲によって死後，浄土に迎え入れられると説かれている．村上重良（1988）『日本宗教事典』講談社．

たその教義の教える人間論，救済論，死後観，人生論，神仏論などの具体的教えがある．宗教的ケアとは「なぜ，自分が苦しまなくてはならないのか」と問いつつ，納得する回答を求める患者に対し，宗教者が特定の宗教がもつ回答を伝え，信仰へと導くことである．患者は特定の宗教の持つ教義，教理を信じて受け入れる必要がある．宗教的ケアは宗教者によって為される．宗教者自身の信仰や信仰生活の中からの宗教体験がケアの重要な要因である．したがって宗教的ケアは，単なる知識としての宗教では人を支えるためのケアの力とはならない．これに対して，スピリチュアルケアはこの点が異なる．スピリチュアルケアでは，ケアワーカーが回答を伝えるのではなく，むしろ，納得のいく回答を患者自身がスピリチュアルケア・ワーカーと一緒に探し出すことに主眼を置いているのである．ケアする人は，患者と一緒に悩み苦しみつつ，患者が納得する答を見つけ出す援助をするのである．

宗教的ケアの特徴の一つは，宗教がもつ救済という面が大きい．宗教は人間を原罪や宿業をもつ存在として理解している．よって人間は，人間自身の力では救われず，神仏の恩寵・慈悲にすがるしか仕方がないという信仰がある．言いかえれば，まったく無力な人間も，神仏からの働きかけによって救いが可能になる道が開かれるということを示唆する．このような視点は精神的ケアにもスピリチュアルケアにもない視点である．宗教的ケアにおいては，患者にとってその宗教が持つ救済論が大きな助けになるし，宗教的礼典への参加は大きな慰めとなる．宗教共同体が持つ教義・活動・礼典の中に，ケアの具体的道が用意されており，これはスピリチュアルケアが持っていない点である．つまり，患者の礼拝への参加や奉仕活動への参加がケアにつながるのである．

3）スピリチュアルケアの3つの特徴

「スピリチュアルケア」は，心理的ケアとも宗教的ケアとも重なる部分を持っている．その第1点は，患者の心のニーズに応えるケアであるという点である．心のケアは肉体的ケア・社会的ケアとも異なるもので，目に見えない心の内部の出来事に関わるケアである．心理的ケアは人と人との水平関係に関わる問題へのケアであり，他人への憎しみ・怒り・嫉妬などが中心のテーマであるが，スピリチュアルケアは死後のいのち・罪責感に苦しむ人へのケアである．宗教的ケアはケアする人が信じる宗教がもつ教理・礼典などがケアの資源として用いられる，患者は礼拝に参加し，宗教の枠組みに自分を合わす必要がある．これに対してスピリチュアルケアでは患者中心である．宗教が示すような神的存在はないが，患者にとっての神的存在を探し求め，その神的存在，絶対他者，超越的存在，サムシング・グレイト（something great），神秘的存在などと呼ばれるものとの垂直的関係の中で自己をとらえようとする方法である（「2・3・2　スピリチュアリティの特徴―垂直的関係」）．それらは人生を生きる土台・枠組み・価値観となるもので，場合によっては人生訓・諺・偉人の言葉が人生の土台となる場合がある（「2・8　スピリチュアリティの構造的要因とその繋がり方」）．

ここでスピリチュアルケアの特徴を3つあげる．第1は宗教との共通点となる超越性・究極性である．超越性とは神仏・自然・先祖などがそれになる．第2は心理的ケアとの共通点にな

る癒しである．心理療法の目的は癒しである．癒しとは，存在の基盤の回復である．そして第3は，人間らしさ，自分らしさの回復である．スピリチュアルケアの中心は，危機に直面して揺れ動く自分を受け止めることである．「自分らしさ」「人間らしさ」がスピリチュアルケアの中心にある．たとえば，「死後が不安である」という痛みは宗教的ケアの問題であり，同時にスピリチュアルケアの問題でもある．宗教的ケアでは，キリスト教や仏教の教え（天国や極楽浄土）を示すことになる．スピリチュアルケアでは，本人が納得する答えを探し出し，気づくのをケアするのである．

このようにスピリチュアルケア，宗教的ケア，心理的ケアという3つのケアでは扱う問題が重なる時も同じ時もある．どのケアを患者が求めているのかを判断する必要がある．そのためにも，次にスピリチュアルケアが扱う問題についてさらに詳しく取りあげて，スピリチュアルケアについての理解を深めたい．

3・2・5　スピリチュアルケアが扱う問題

筆者はスピリチュアルケアが扱う問題として，以下を考えている．

1）人生の意味（生きる目的）

終末期の患者が病名告知を受けた時の挫折体験から立ち直るためには，与えられた状況の中で患者が新たな人生の意味を見つけ出す必要がある．しかし，健康な時の人生の意味と告知後の意味とはまったく異なるものである．限られた生の時間しか残されていない終末期の患者にとって，遠い未来に設定された目標は人生の現実的目的にはならない．その日一日一日に達成可能な目標が生きる目的となることが多くなる．このように時間の意識が異なってくる．そして自分の心の持ち方を変えることで可能になる人生の意味が多くなる．ケアするものは患者の不平不満を聞きつつ，そのような状況においてもなお人生に意味を見つけ出すことが可能なことを告げるのがよい．たとえば，会社に出勤して同僚たちと仕事することは二度とできないが，今日できることをすることの大切さに気づくことはできよう．自分の世話をしてくれる人に「ありがとう」と言うことだけでも，生きる意味になり得るだろう．生きる意味は困難や苦難の中でも見つけ出せるものである．患者が困難や苦難があるから生きる意味がないと言っても，それを真正面から受ける必要はない．

2）苦難の意味

「苦しい，なんとか楽にしてほしい」「治らないのなら早く楽になりたい」「死んだ後のことが心配で眠れない」「なぜ，自分はこんな病気になったのか」「自分の人生は苦難の連続だ」といった患者の言葉は，苦難の意味を求めており，スピリチュアルケアで扱う問題である．このような場合，苦難の意味を哲学的・宗教的に求める場合と，苦難を負いながら生きている患者の存在の意味を求める場合とがある．苦難の直接的意味を患者が見つけ出すことは非常に困難

である．苦難は人間的成長に不可欠であるといっても終末期がん患者にとっては響かない．ケアワーカーの提示する回答では，納得できるわけではない．しかし苦難を負いながら生きている存在の意味を求めて，それに気づくことは患者に可能である．苦難を負いつつ生きている患者には人間的強さや存在の価値が示されている．患者は苦難の意味が見い出せないと言うが，患者が人生と向き合う姿は周りの人に勇気・希望・励ましを与えてくれる．

3）罪責感，後悔，悔い，反省

「今は自分の生き方が間違っていたと後悔している」「あんなことをしないほうがよかった」「皆にもうしわけない」「バチがあたっても仕方がない」「最初からいい事はなかった．私の人生は後悔ばかりです」という患者の言葉は，罪責感，後悔などを現しており，これもスピリチュアルケアで扱うものである．終末期がん患者は死期の迫っていることを感じて，人生の総括をする人が多い．肉体的・精神的・社会的苦痛があるので，それまでの人生を肯定的・前向きに評価する人は少ない．むしろ，後悔・悔い・反省することが多かったと気づくことが多い．しかしそれでも自分はせいいっぱい頑張って生きてきたと自己肯定しようとする．スピリチュアルケアでは患者の人生が超越的存在・神的存在によって見つめられていることに気付くように援助することである．患者の自己肯定や家族・友人による評価だけではなしに，神的存在によって生かされ，支えられてきたことを意識することである．強い罪責感に苦しみ，自虐的になっている患者には，宗教家の援助を求める必要があるかもしれない．宗教には神や仏による無条件の赦しがあり，これによって患者が罪責感から解放されることもよく経験される．

4）バチ，祟り，前世因縁，呪い

日本人には，不幸に対してバチが当たったとか，祟りだとか，前世の因縁などという考え方が存在している[30)31)]．このような考え方の中には，自分の不幸な状況が自分の意思とはかかわりなく，他のところ（超越したところ）から与えられたものだという感覚が働いている．人間は病気・死に直面したとき，それに積極的意味を認めて受け止めることは少ない．むしろ自分のうちに欠けたもの・悪・汚れがあると感じたり，前世で悪事をしたのだと感じてしまう．そのためにバツ・祟り・前世因縁・呪いだとか言って理屈づけて納得しようとする．そしてこのような超越的・神的存在が正義的・審判的存在であることが多い．患者が必要としている神的存在は，受容的・愛的・慈愛的存在である．患者へのケアでは，患者が持つ神的存在の審判的理解を受容的・愛的・慈愛的理解に変えることである．ケアワーカーが強制的に変えるのではなく，患者自身が人生を振り返りながら，自分の人生の中に働いている受容的な神的存在に気づくように援助することである．

---

30) 佐々木宏幹（1989）『聖と呪力—日本宗教の人類学序説』青弓社．
31) 木村英昭（1997）『日本人の心の習慣—鎮めの文化論』NHKライブラリー．
32) 木村英昭（1996）『現代社会と宗教』岩波書店．

5）死後のいのち，天国，極楽浄土

　死に直面した人で死後のいのちについて考えない人はいない．すべての人は死後のいのち（霊的いのち）についての感情をもっている[32]．一方現代人は死後のいのちを信じることが難しい．したがって現在のいのちにのみ関心を寄せ，死後のいのちの意義を認めようとしない．にもかかわらず，死後への思いや期待を持っているものである．死後への思いの例をいくつか下記にあげてみる．

①死んだ瞬間に肉体的いのち・精神的いのち（霊的いのち）は消滅する．
②死んだ瞬間に肉体的いのちは消滅するが霊的いのちは残る．
③死んだ瞬間に肉体的いのちは消滅するが，魂は天国・極楽浄土に迎えられる．
④死んだ瞬間に今までのいのちは全部消滅するが，今までの生き様・足跡・業績・名前は人々の間に伝えられていく．
⑤死んだ瞬間に肉体的いのち・精神的いのちは自然に戻り，いつか新しいいのちになって生まれ変わる．

　スピリチュアルケアではこのような患者の死生観を重視しながら，現在の患者の生を支え，将来に望みをつなげられるようなケアをする．天国・極楽浄土は患者を支える一つの道である．天国・極楽浄土という概念は主観的でイメージ的と思われるかもしれないが，何度も述べているようにスピリチュアルケアは魂の問題・霊的問題を扱うので，本質的に非常に主観的でイメージの世界なのである．

3・3 スピリチュアルペインとは

3・3・1 スピリチュアルペインの定義

　スピリチュアルペインについては，前項の「3・2・5　スピリチュアルケアが扱う問題」にてまとめたので，ここでは割愛する．

3・3・2 スピリチュアルペインの緩和とは

　スピリチュアルケアの目的については，一般的にはスピリチュアルペインの緩和といわれている．しかしスピリチュアルケアとは，患者の悩みや苦痛を緩和するためにケアワーカーが持っている知識と技術で対応することではない．ケアワーカーが自分の信念を伝えたとしても患者がそれで満足し，納得できることは少ない．むしろ患者の立場に立ちながら，悩みの対象・

内容・理由を明らかにし，解決への道を一緒に考える．困難・苦難はあるが，ケアワーカーが一緒に居てくれるので患者は救われることが多い．

ところで，スピリチュアルペインに対して"緩和"という語を用いることの違和感については，すでに「1・2・5 スピリチュアルケアが緩和ケアの一部になることの問題」で述べた．「緩和」は辞書では「痛みを和らげること，痛みを取り去ること（広辞苑）」と説明されている．ここでは痛みを緩和するとはどのような意味なのかについて考えてみたい．

1）ペインの緩和か

「スピリチュアルケアとは何か」の理解上，大きく分類して2つの立場がある．一つは患者のスピリチュアルペインを緩和する（和らげる）ことであると考える立場である．もう一つはスピリチュアルペインを人間の一つの苦痛と考えずに人間存在全体の苦痛と考えて，ケアを受ける人全体を支える働きと考える立場である[33]．この2つの議論が起きる理由には，スピリチュアリティを人間の一部ととらえるか，全体ととらえるかの，考え方に大きな違いがある．

もう一つ注意すべき点はスピリチュアル"ケア"はキュア（治療）ではないことを十分に理解する必要がある．すなわちスピリチュアルペインは治療（キュア）して除くものではない．スピリチュアルペインは人間の存在に伴うものであるから，取り去ることができないものである．スピリチュアルペインを治療（キュア）するという考え方は，医療者が作為的にペインを軽減したり除去する印象を与える可能性がある．

そこでスピリチュアルケアは，人生の意味を失い，揺れ動く患者に寄り添って一緒に揺れ動きつつ患者を支えて，患者自らが納得できる人生の意味や目的を探し出し，かつ死後のいのちについての理解を持つことができるようにケアすることである．その際には，患者が超越的存在，究極的存在との関係の中で自分を見つけ出せるようにケアする．このような垂直的関係の中で患者が自分を理解することができるように援助することである．

2）QOLの視点から

患者のQOLの視点から"緩和"ということを考えてみよう．多くの終末期がん患者は肉体的完治は望めない．しかし人間は肉体的生命・精神的生命・霊的生命を持っている．患者の肉体的苦痛の緩和と精神的苦痛の緩和は可能である．肉体的苦痛の緩和では，医療者が中心的役割を果たして，精神的・心理的生命では精神科医・カウンセラーなどが中心的役割を果たすことができる．WHOでは「パリアティブ・ケアはすべての人間の全体的な福利にかかわる」[34]と述べ，終末期がん患者への苦痛緩和の目的は患者の全体的生活の向上のためであると考えている．そこにはスピリチュアルな生活（霊的生命）も含まれている．確かに患者の肉体的苦

---

33) 森田達也，鄭陽，井上　聡，他（2001）終末期がん患者の霊的・実存的苦痛に対するケア：系統学的レビューにもとづく統合化．緩和医療学3，444-456頁．ここで森田らは基盤となるケアと個別的ケアの2つがあることを指摘している．
34) 世界保健機関編（1993）『がんの痛みからの解放とパリアティブ・ケア―がん患者の生命へのよき支援のために』武田文和・訳．金原出版，48頁．

痛・精神的苦痛の緩和は，QOL（Quality of Life＝生の質，生活の質）を高めることである．スピリチュアルペインの緩和も患者のQOLの向上に大きな役割を持っている．スピリチュアルケアがなされることで，患者は人間らしく，自分らしく「自分のいのち」を生きることができる．

3）一緒に生きる，支える

スピリチュアルケアでの目的は，多くの研究者が語っているように，苦痛の緩和ではなく，むしろ患者に寄り添い，患者の生を支えることである．あるいは，患者に寄り添いながら，患者自身が納得できる人生を見つけ出すことを援助することである[35]．それは患者と一緒に揺れ動きながら，自分自身が自分の人生に納得する回答を見つけだすことを援助することである．患者が揺れ動く時には，一緒に揺れ動き，泣く時には一緒に泣き，喜ぶ時には一緒に喜びながら，納得のいく人生を見つけ出すことである．その意味で患者と同じ目の高さに位置してケアをすることになる．

3・4 スピリチュアルケアの想定する具体的成果

スピリチュアルケアの目的は，生きる危機に直面した患者が自分の生としっかりと向き合い，自分を超えた超越者や自分の内の究極的自己とに出会って，それに支えられて人間らしく，自分らしく生きることである．スピリチュアルケアが必要なのは，患者が危機に際し，人生の土台・枠組み・価値観が揺れ動き，あるいは喪失することで自分の生に不安・恐怖・孤独感・虚無感・疎外感を経験するからである．さらに具体的にいえば，患者が経験している生の不安などから解放され，軽減され，自分の人生をしっかりと受け止めることができる状態になることである．たとえ，ケアワーカーが全力を尽くしても，苦痛が軽減せず，ますます苦痛が深化することもある．患者の中には死ぬことしか考えられず，「早く死にたい」「楽になりたい」と嘆く人もいる．ケアワーカーはこのような緩和しない苦痛を抱える患者と向き合い，患者の苦痛・嘆き・不安・恐怖に付き合うことに努める．このような時のスピリチュアルケアは，特定の苦痛緩和の具体的成果は望めない．患者の嘆きに一緒に向き合うことしかできない．生きる危機の中にある患者にとっては，スピリチュアルケア・ワーカーの存在が煩わしとさえ思えることもあるぐらいであるから，具体的成果を求めることは不可能である．

35）伊藤高章（2004）スピリチュアリティと宗教の関係．『スピリチュアルケアを語る』関西学院大学出版会，47-72頁．

このようなことを心に留めながらも，想定できるスピリチュアルケアの具体的成果として，次の5つの点について述べたい．

3・4・1 現実に対する正しい視点（生きる価値観，視点の転換）を持つことができる

人生の危機に直面した時，不安・恐怖・孤独感などに圧倒されて，現実を正しく見ることができなくなることが多い．「自分だけがなぜ苦しまなくてはならないのか」「こんなに苦しいのならば，生まれてこなければよかった」などと，現実を否定したり，自己憐憫になり，被害妄想になったりする．あるいは，将来に対し絶望的な気持ちになる．また元気な人を見て嫉妬心を持ったりする．死に直面する危機状態にあることは事実であるが，その時点では生きているし，また，本人ひとりだけが苦しんでいるわけではなく，同じ病いをもつ人びとがたくさんいるし，今までの人生には楽しいこと，嬉しいこともたくさんあったはずである．これらの現実が見えなくなり，自分の不幸だけが顕著に浮び上がってしまう．周りの人の親切も好意も見えず，早く死んでしまいたいと願う．

スピリチュアルケアで，ケアワーカーによってこのような苦痛・嘆き・怒り・苛立ちをゆっくりと傾聴してもらい，心の痛みに共感してもらうことで，患者は自己憐憫・孤独感・疎外感・不安・恐怖から解放されて，落ち着きを取り戻し，現実を正しく見ることができるようになる．

いのちの危機の中で生きているので，その「いのち」を人間らしく・自分らしく生きることである．自己中心・固定観念から解放されて，新たな生き方の道もあることに目覚めるように，援助するのがスピリチュアルケアである．

ケアワーカーが患者の心をしっかりと受け止め，嘆きや不安をしっかりと傾聴すると，患者は徐々に自分としっかりと向き合えるようになる．ケアワーカーが患者の心と向き合うことで，患者自身が自分と向き合えるようになる．このような変化は，患者に客観的視点，鳥瞰的視点を与え，自分を振り返る機会となる．自分にしっかりと向き合うようになると，現実に対する正しい視点が生まれてくる．

3・4・2 現在置かれているところで自己を受け入れる（自己受容）

いのちの危機に直面し，肉体的苦痛に加えて諸々の苦痛が加わると，人は「なぜ，こんなことが自分の身にふりかかるのか」と悲鳴をあげ，自分の人生をののしることがある．自分が置かれた状況を受け入れられず，すべての悲劇が自分だけに襲ってきたように感じる．

このような状況にある患者へのケアでは患者の肉体的状況（死に直面している肉体としての自己）と，それを見ている患者自身（自己否定する精神的自己）の両方をとらえることが必要である．患者の中では両者が分離していて，精神としての自分が病気で苦痛の伴う自分を重荷

に感じ，嫌い，受け入れられず自己否定するがゆえに，このような苦しみが生まれるからである．ここで重要なのは，自己否定する自己を超越者によって受け入れていることに気づくことである．超越者はすべての人に目を注ぎ愛している．この事実に気づくように援助することがスピリチュアルケアである．そのような援助によって患者の中に超越者との垂直的関係が意識化されてくる．

　病気の「わたし」（病いを持つわたし）と精神としての「わたし」の関係は「わたしとわたし」「あなたとわたし」に象徴されるような水平関係である．水平関係では，お互いが同じ有限的としての存在である．これに対して，垂直的関係は，「わたしと神的存在」に象徴されるように，人間を超えた存在で，永遠・無限という性質を備えている．また，自己の中の究極的自己も垂直的関係を作っている．

　このような超越的存在や究極的自己との意識的出会いは，精神的自己の生き方を変化させる．肉体的自己と精神的自己という小さな「わたし」の世界から解放されて，目に見えない精神の世界，霊の世界（スピリチュアルな世界）が見えて，自分の受け止め方に変化が生じてくる．目に見えない超越の世界や究極の世界は永遠・無限の世界でありつつ，自分を包み囲み，自分を受け入れてくれる世界である．

　ある人はこのような超越の世界をカミの世界と呼び，いのちの根源を究極の世界と呼ぶ．いのちの循環に心を開かれて，「自分の肉体的生命が終わっても，別の形のいのちになって継続する」と悟る人もいる．自分のいのちと理解していた「いのち」は，自分で獲得したものではなく，与えられたものと受け止めなおすことができた時，いのちの終わりは，いのちを返還する時と理解できて，不安から解放される．いのちに対する見方，考え方を変えたのは，いのちを見る時の視点である．水平的視点からいのちを見るのと，垂直的視点から見るのでは，自分のいのちの意味が変化し，死の危機に直面しているいのちを受け入れられるように変化する．スピリチュアルケアは「いのちの意味」が消滅の危機に瀕した時に，いのちを垂直的関係の中で見直すことで，自分のいのちに新たな意味を見つけ出すように援助することである．スピリチュアルケアは患者のスピリチュアリティ（存在の垂直的関係への志向性）に注目して，その人のスピリチュアルな垂直的関係を強める援助である．

3・4・3　将来への展望が生まれる（将来への不安から解放）

　スピリチュアルケアの具体的成果の一つは，将来への展望が持てるようになることである．不治の病いを負って，将来に絶望し，「早く死にたい」「楽にしてほしい」と嘆いた患者の中には，「できれば，娘の結婚式まで生きていたい」「孫が生まれる来春まで生きていて，孫の顔を見たい」「仕事の成功を最後まで見届けたい」と言う人もいる．将来への展望や希望がどこまでかなうかは未定であるが，有限な時間の中で自分のいのちの意味を見つけ出そうとする展望が生まれていく．

　このような変化は，超越的存在との関係で，患者がいのちの意味を見つけ出せるように援助

することで可能となる．そして同時に，自分の中の自分に出会うように援助する．自分の中の自分に出会うとは，自尊心・虚栄心・嫉妬・劣等感・優越感を被った「仮面の自分」を脱ぎ捨てて，裸の自分・本当の自分に出会うことである．本当の自分に出会うと，現実的意識が生まれ，今の自分にできること，すべきことが見えてくる．虚栄心・競争心・劣等感などは，本当の自分を覆い隠して，虚像に留めさせようとする．そこからは，今の自分の生き方は見えず，将来に向かっての展望が見えない．本当の自分に気づいた時，将来への展望が開かれる．究極的自己に出会うことで，本当の自分に出会い，将来への展望が開かれていく．すなわち，スピリチュアルケアは究極的自己に出会って，将来への展望が開かれるように援助することである．

3・4・4　人間関係が改善する（人間関係が変わる，優しさ・思いやり・配慮が生まれる）

　スピリチュアルケアによって上述のようにさまざまな成果が期待できるが，人間関係の改善もその一つである．人間関係のトラブルは人生の価値に決定的影響を与えるものである．しかし，人間関係を改善することは，当事者の生き方・性格・生い立ち・願望・価値観などが複雑に関わって，簡単に解決できるものではない．しかし，死の現実に直面した時には，二度とない人生を憎しみや怒りで終えたくないと願う人が多く，適切な介入により成果が期待できることも多い．人間関係のトラブルは偶然的事柄で起きる場合もあるが，通常は関係者の自己正当化に起因するものが多い．自己の価値観・人生観・考え方を絶対化して，他者の生き方を認めず，そのために和解の道が開かれないことが多い．このようなトラブルも死の接近を感じた時には事態が動き出す．死の接近により，絶対と思っていた健康・人への信頼・社会的位置を見直さざるを得ない危機に出会う．自己正当化している背後の自尊心・虚栄心・不安・恐れなどに徐々に気づくようになっていく．そして絶対的に正当化する自己，あるいは自己の価値観を絶対化して人に押しつけようとする自己を突きつめて見直す作業が，スピリチュアルケアの働きで起きる．絶対化している自己に注目していると，ある時点で絶対化している自分に本人自身が気づく．さらに，その自分の中にある虚栄心・憎しみ・劣等感に気づく．仮面を着ていた自分，弱さを隠そうとしていた自分，人から良く評価されたいと思っている自分に気づいた時，ハッと目が覚めて，自分の本当の姿に気づいて本当の自分に近づいた実感をもつ．このような本当の自分を実感した時，そのままの自己を受容する素直な自分になれる．自分をあるがままに受け入れる体験は，自分だけを受け入れるだけではなしに，他人をも受け入れる気持ちにさせてくれる．自己受容の体験は自分を愛する体験ともつながり，さらには他人を愛することに成長する．スピリチュアルケアとは，このように自分を愛することができるように援助することであり，結果的には人間関係の改善につながっていく．

　スピリチュアルケアは成果だけを求めるものではない．むしろ，患者が自分と向き合えない時，自分自身と向き合えるように援助することである．自分と向き合い自分を取り戻すことで

人と向き合い，人間関係が改善していけるような援助がスピリチュアルケアである．

3・4・5　消極的感情が減少して，積極的感情が湧いてくる

　スピリチュアルケアで出会う患者の特徴の一つは，いのちの危機に直面して落ち込み，不安・恐怖・孤独・虚無感などに襲われていることである．そのような消極的感情は，今，生きている自分を拒否し，過去の人生を否定し，将来の人生も否定する．また自分の不幸を他人に責任転嫁し，自分の周りの人たちは不親切で無理解だと断定する．生まれてきたことを不幸だとし，将来の希望を見出せないと嘆き，訴える．すべてが暗く，不幸で，虚無だと言い張る．

　スピリチュアルケアでは，そのような患者の考え・感情を否定したり変えようとはしない．むしろ，患者の感情・思想・願望・意志を尊重し，それに付き合いながら，患者自身の心の世界（スピリチュアリティ）に付き合うように努める．自分の人生を受け入れられない患者自身をあるがままに受け入れ，傾聴し，共感しながら，患者自身が自分のスピリチュアリティに気づくように援助する．患者の心の不安・恐怖・孤独・虚無感が受け入れられると，患者自身が自分と向き合い，自分の不安や恐怖と向き合うことを学んでいく．スピリチュアルケア・ワーカーは患者のスピリチュアリティに注目しながら，患者の人生の土台・枠組み・価値観などに目を向ける．スピリチュアルケア・ワーカーは患者が否定的感情に襲われて自分を失いかけた時も，患者のスピリチュアリティに心を向けながら，患者の訴えに心を傾け続ける．

　患者は自分の否定的感情を吐き出すことができると，徐々に自分を見直し始める過程に入る．自分の超越性と究極性に心の目を向け始める．これは自分の語る不満・不平・怒り・悲鳴・憎しみ・嘆きをはじめ，不安・恐怖・孤独・虚無感を，ただただ黙って心を傾けて聴き続けてもらうことの中に超越的存在の姿を見るのである．超越的存在は目に見ることはできないにもかかわらず，自分を受け止めてくれることを実感しながら，少しずつ否定的感情が減少し，前向きの感情・肯定的感情が芽生えてくる．また，苦しい中にも状況を積極的にみる気持ちが湧いてくる．このようなケアワーカーの徹底した傾聴・患者への肯定的態度・寛容的態度の中に，スピリチュアルな存在を見てとっているからである．そのようなスピリチュアルな存在に気づくように援助することがスピリチュアルケアである．

4章 スピリチュアルケアの基盤となるもの

4・1 宗教学に学ぶ

　ここでは「スピリチュアルケア学」を構築するために宗教学から学ぶことを取り上げる．宗教学といっても幅の広い学問であり，研究目的，研究対象，研究方法などがさまざまに異なっている．ここでは，終末期患者のスピリチュアルケアに関わるテーマを扱った学説だけを取り上げる．宗教とスピリチュアリティは共に神秘的事柄や生きる土台となる神仏的存在に関わるので，スピリチュアルケアの基本的情報を与えている学説を取り上げる．

4・1・1　さまざまな宗教学の主張

1）和辻哲郎

　和辻哲郎（1889-1960）は東京大学で哲学を学び，ドイツに留学し，帰国後京都大学で教え，さらに東京大学教授になった．ドイツ留学の体験などから西洋文化と日本文化の相違を体験した．和辻はその経験を基にして『風土―人間学的考察』を著した．和辻は人間の生の存在様式として3つの類型を提示した[1]．すなわちモンスーン，沙漠，牧場の3つである．和辻の風土学は宗教学に必ずしも分類されるものではないが，日本人の精神性の根本が風土によって強く影響されることを示している．日本はモンスーン的風土に属し，湿潤を特徴とし「自然の恵み」の受容と自然の暴威への「忍従」を特徴とし，「モンスーン域の人間の構造を受容的忍従的として把捉することができる」としている．

　和辻は日本人の神観についてふれて，日本人の神観は家という全体性に結びついた「祖先神」であるとしている．「神は歴史的なる『家』の全体性としての『祖先神』にほかならなかった」[2]としている．さらに「神秘的な力への帰属は全体性への帰属にほかならず，宗教的に何かを祭ることは，その祭儀において全体性を現わすことにほかならなかった」[3]と述べて，日本人にとって神秘的，神的存在とのつながりは，家，国家，祖先という全体性につながることだと述べている．

　このような和辻の風土学は終末期がん患者のスピリチュアリティの在り場を推察するときの助けになる．祖先・家に所属する連帯感，関係性がスピリチュアリティ感を生み出し，精神的安定や死の不安からの緩和につながるといえる．

---

1) 和辻哲郎（1935）『風土―人間学的考察』岩波書店，26頁．
2) 同書，147頁．
3) 同書，149頁．

2）ミルチャ・エリアーデ

　宗教学者エリアーデM（1907-1986）はルーマニアのブカレストで生まれ，ブカレスト大学，インドのカルカッタ大学で学び，ヒマラヤ山中でアジアの宗教を体験した．エリアーデの学風の特徴は，世界の諸宗教についての知識を使って比較し，宗教の持つ象徴的意味を明らかにしたことである．エリアーデは『生と再生─イニシエーションの宗教的意義』の中で，古代人は死を人間存在の前形態的状態，存在的様式に戻ることを考えたと語っている．「原初へ帰ることは，かくて最初のときにあらわされた聖なる力を復活させることになるのである．もしこの世が創成の状態に回復され，神々が天地の始めのときにあたって最初に行なったしぐさが再現され得るなら，社会と全宇宙はかってありし如く，純粋にして強力な，効果ある，あらゆる完全な可能性を持つものとなるであろう」[4]と語って，古代人が持った死の観念は明るいものだったと語っている．死を無に帰すると理解する現代人の多くとは異なって，古代人には死は新しい世界へのイニシエーションの意味があった．特に前形態的状態とは絶対的始原，天地開闢のことで，新しいいのちへの再生であり，祖先との仲間入りであるので，明るい希望が開かれることになる．

3）ジョン・ヒックス（John Hick）[5]〜[7]

　ヒックスHは英国で生まれた（1922）宗教哲学者で，世界の宗教（キリスト教，仏教，イスラーム）には，教義学的違いがありながらも，それを超えた超越的実在のさまざまな現われがあることを主張した．ヒックスは「神的実在に対する覚知と応答が諸々の方法で具象化したものが既存の宗教」であるとしている．このような立場は宗教多元主義といわれているが，この立場は神は宗教の違いによって異なる顔を持っていることを主張している．諸宗教間の違いは顔の違いだけで，私たちの体験的レベルでは究極的には同じ体験をしており，かつ，至高なる神的実在に触れるものであり，その際，至高な神的体験は文化や思考方法の違いによって，さまざまな形を取ると主張する．

　このような宗教多元主義が主張する「神的実在」は，諸宗教が教理的・制度的相違を乗り越えた究極的実在を体験的レベルで求める点で，スピリチュアリティの理解と共通するものである．ヒックスは世界的宗教は人間の救い，解放，悟得（ごとく），見性（けんしょう）を目指していると主張している．スピリチュアリティの主張する「癒し」の意味（「2・2・5 健康学的理解（癒し）」参照）は，ヒックスの主張する「救い」などと重なるものである．

　宗教多元主義の考える諸宗教の根底には，文化や歴史の相違はありつつも，人間は共通したものであり，必要や願望は普遍性を持つと考える．つまり，宗教が持つ外的容貌は異なるが，

4）ミルチャ・エリアーデ／堀 一郎・訳（1971）『生と再生─イニシエーションの宗教的意義』東京大学出版会．
5）John Hick（1985）"Problems of Religious Pluralism" The Macmillan Press（間瀬啓允・訳（1990）『宗教多元主義─宗教理解のパラダイム変換』法蔵館）．
6）ジョン・ヒックス／間瀬啓允・訳（1986）『神は多くの名前を持つ─新しい宗教的多元論』岩波書店．
7）ジョン・ヒックス／間瀬啓允・訳（1997）『宗教がつくる虹』岩波書店．

人間的レベルの必要や願望はあまり大きな違いがないとの考えである．この考えは，人間はそれぞれの文化・歴史・地域などは異なるものを背負いながらも，基本としての必要・願望は共通しており，それゆえに共通した救い・解決の体験を求めているということである．それはスピリチュアリティの「癒し」を考える点において同じである．患者が持つ神的体験は，言葉の違い以上に多くの共通点をも持っている．患者の体験は，非常に個別性，主観性の強いものでありながら，なお共通している点が多いことが興味深い[8]．各個人が持つ神は，自分なりの名前と顔を持つが，お互いに相容れないものではなく，共通点を根底に持つと理解できよう．

4）パウロ・ティリッヒ

　神学者のティリッヒ P（1886-1965）はドイツのルター派の牧師の子として生まれ，ベルリン大学，テュービンゲン大学，ハレ大学で哲学・神学を学び，第一次世界大戦中は従軍牧師をしたが，戦争終結後はベルリン大学，マールブルク大学で教えた．ナチスと対立してアメリカに亡命しアメリカで活躍した．ティリッヒは非神学的なものや文化的なものと神学とを関係づける神学的作業を行なった．たとえば神学的枠を越えた心理療法，政治理論を神学的解釈をした．ティリッヒは次のように語っている．「神は究極的にわれわれにかかわりを持つものを，根底的かつ包括的に表現するところのシンボルであります．神は〈存在それ自体〉であるゆえ，究極的な現実であり，真に現実的なものであり，存在しているものの根底でありその深淵でもあります」[9]．ティリッヒによれば，信じるとは全人格をもって関わるものであり，それが信仰の対象であるとした．ティリッヒは宗教を実体的に理解するよりも，動的で機能的に理解した．このような究極的関わりは個人によって異なり，国家や文化によっても異なる．つまり，ティリッヒは伝統的神理解のための枠組みを広げることで，他宗教との対話の道を開き，かつ，他宗教の視点から自分の宗教的立場を見直す機会を作った．ティリッヒは，信じる対象は異なるが，信じることの意味は同じだと言う．彼のこの姿勢は，異なる宗教間の対話を可能にした．自己の宗教的立場を保持しながら，同時に他宗教の立場を尊重する環境を生み出すことができたという点で積極的に評価することができる．ティリッヒはこのように宗教を広く理解したうえでさらに「神の愛は聖なる愛である．人間は単なる神の栄光のための手段ではない．人間はまた目的でもある．人間は神的生命に根差し，それに帰するものとされているがゆえに，それに関与しているのである」[10]と述べている．また，ティリッヒは神とは存在を支える根底（foundation of being, ground of being）であるとしている．

　このような自己の宗教以外の宗教を認めつつ，各人の究極的関心（すなわち神）を認める態度は，スピリチュアルケアにおいても同様である．スピリチュアルケアでは，ケアする者は自分の究極的関心を堅持しつつ，患者の究極的関心を尊重する．

8）遠藤周作は『深い河』の中で，神がいろいろの名前をもつことを主張して，「たまねぎ」と名づけたが，それはヒックスの宗教多元主義と同じ立場を示していたといえる．
9）パウロ・ティリッヒ（1978）『ティリッヒ著作集第九巻』白水社，318頁．
10）パウロ・ティリッヒ（1990）『組織神学第一巻』新教出版社，344頁．

宗教における公共性の問題が最近問題になってきたのは，各宗教の持つ違いを認めつつ，共同生活を成り立たせる基盤を見つけ出そうとする試みである．したがってスピリチュアリティの研究においても，スピリチュアリティの概念が持つ宗教の教理的相違を問題とするよりも，むしろ，宗教が持つ共通性を強調する傾向が見える．このような志向性はスピリチュアリティの概念に近いものがある．最近の宗教学者は歴史的状況を背景とした自己の宗教の特異性を主張する傾向は減少し，むしろ共通性を強調することが，共存社会を求める時代の中で宗教の積極的貢献の可能性につながると考えている．このような問題意識が，宗教学者たちのスピリチュアリティ研究の根底にあるように思われる．

4・1・2　宗教学の主張とスピリチュアルケア学の構築

　さて，あらためて，現代の宗教学の主張を学びつつ，「スピリチュアルケア学」構築に生かすという課題について，まとめてみよう．

　1）まず最初に先述したように，宗教学には特定の宗教を取り上げて，その教理，歴史，制度などの差異を明らかにすることを目的としている研究もあるが，最近では宗教間の共通点を明らかにすることで，互いに積極的に評価し合う研究がさかんに行われている．そのような宗教間の対話の研究作業から，宗教間で対立する事柄ももちろんあるが，むしろ共通する点が多く見出された．宗教の間の相違点と同時に類似点が多くあることがわかったのである．そのような類似点・共通点を見出す視点はスピリチュアリティの考え方にもある．特に，スピリチュアリティの機能として人生の土台・枠組み・価値観などは，宗教間対話でも問題になる事柄である（「2・6・8　機能としてのスピリチュアリティ」）．

　2）次に，宗教間の対話的研究からそれぞれの宗教の人間理解についても多くの共通点が見つけ出されたが，その一つに人間が共通に持つ宗教性があったことが挙げられる．すなわち宗教的欲求がすべての人に備わっている事実が明らかになったのである．このような宗教性や宗教的欲求は，「スピリチュアリティ」や「スピリチュアルニーズ」という言葉に置き換えることができる．そのような宗教的欲求は宗教の文化的相違を除けば，人間性や必要性という面からは共通点が大きい．文化や歴史的背景の相違が異なる宗教を生み出したと考えれば，文化的・歴史的要因を取り除いて人間のレベルに戻るならば，共通点は多いはずである．その共通要素の一つがスピリチュアリティというものであるといえよう．

　3）ここで取り上げた和辻哲郎，エリアーデ M，ヒックス J，ティリッヒ P たちは，宗教を風土・歴史・文化などに影響を受けるものと考える人たちである．特定の宗教を信じている人には，和辻らのような考え方は，宗教を相対化させ，自分の信仰の確信を曖昧にする危険なものと受け取るかもしれない．自分の信じる宗教こそ「真の宗教」と確信している人には，他の宗教もよいという宗教理解は，宗教的には誤っているとみえるかもしれない．しかし，一方，宗教を狭い理解から解放して，現代人の理性の中で受け止められる宗教理解へとを与えているととらえることができる．そのような理解の中で自らの宗教を自由に選択し，自分のスピリチ

ュアリティの栄養とする道が開かれるかもしれない．既存の宗教が歴史の中で積み上げてきたスピリチュアルな遺産をもっと広く開放する必要があるのである．

　4）また宗教学の主張を，スピリチュアルケアという点から見た時，スピリチュアルケア・ワーカーが個人として確固として信仰を持つことの重要性を認識させてくれる．ケアワーカーは，自分の宗教的信仰が自分のスピリチュアリティの癒しや支えに非常に重要であるという事実をしっかりとつかんでいる必要がある．自分のスピリチュアリティに対して曖昧でいることは，患者や家族のスピリチュアリティに対しても曖昧な態度になりやすい．したがってスピリチュアルケア・ワーカーの自身のスピリチュアリティに対する態度は，スピリチュアルケアの質を左右する．スピリチュアリティは人を生かすことも殺すこともできるほどの力をもっているのである．

　一方，患者・家族が個人的宗教・信念をしっかりもち，自分なりの人生の支えを見つけ出すことに対してはスピリチュアルケア・ワーカーは寛容であるべきである．個人の宗教的自由はスピリチュアルケアにおいても守られるべきものである．

4・2　心理学理論に学ぶ

4・2・1　スピリチュアルな問題を聞き出すためのスキルとしてのカウンセリングや心理療法

　病人や死にゆく人の心理についてはすでに多くの研究がなされている[11]～[14]．患者と家族の心理の研究結果は，患者と家族へのスピリチュアルケアには重要な情報である．しかし，これらの知識はスピリチュアルケアをする場合には間接的助けでしかない．患者を知るには，直接，患者と向き合うことに勝る方法はない．話を聴き，表情を見，声を聞き，息遣いを感じ，目の動きを観察しながら，患者の魂と共感するしかない．患者を理解するための情報，たとえば，生育背景や人間関係といった情報を知ることは重要であるが，これらは間接的情報でしかない．教科書的知識は一般的理解には役立つが，その時，そこでの患者を理解するには患者と直接面談する方法しかない．スピリチュアルケアにおいて大事なことは，患者から直接的に心の悩みや苦しみを聴くことである．

---

11) 松本　滋（1979）『宗教心理学』東京大学出版会．
12) ウイリアム・ジェームス（1970）『宗教経験の諸相』岩波文庫．
13) C.G. ユング／村本詔司・訳（1989）『心理学と宗教』人文書院．
14) ジェームス・ヒルマン／樋口和彦，武田憲道・訳（1990）『内的世界への探究—宗教と心理学』創元社．

患者から心の悩みや苦しみを聴くための技術として，カウンセリングのスキルは重要である．カウンセリングや心理療法は，患者の心の深い苦痛・人間関係・コミュニケーションを扱う手法について多くの知識と技術を持っている．スピリチュアルケアは人間の魂に関わり，傾聴・共感によって患者に寄り添うことが重要である．患者の魂の苦痛や揺れ動きを適切に認識しなくてはならない．特にスピリチュアルペインを聴き出すには，患者の防衛心を取り除き，患者自身が自分の弱さ・醜さ・脆さから解放されて，安心して自然に話せる信頼関係の形成が前提になる．そのためには患者への温かい配慮は不可欠だが，そのための知識と技術としてカウンセリングや心理療法から学ぶべきものは多い．

　ここではいくつかのカウンセリングを概観して，その理論とその技術について触れたい．カウンセリングは環境や状況の中で葛藤する人々に関わり，生きる道を共に探し出す有益な理論と技術を持っている．人間への援助学としてのカウンセリングは，スピリチュアルケアの実践に多くの示唆を与えてくれる．人間との付き合い方をスピリチュアルケアの具体化という視点から学んでみたい．

　ところでスピリチュアルケアの実践のために，カウンセリングの技術は多くの示唆を与えてくれるが，スピリチュアルケアとの相違点を留意しておくことは必要である．

　カウンセリングや心理療法の目的は，クライエントの行動の変容や環境への適応あるいは自己実現を目的にしている[15]．それに対してスピリチュアルケアは，患者が解決のない問題を抱えて「揺れ動く心」を支え，寄り添いながら患者の人生を完結へと援助することが，目的であり，患者の自己実現のための行動変容やその目的のための課題解決が最終的目的ではない．患者の各スピリチュアルペインの緩和へのケアは行うが，あくまでも患者を全存在的に支える援助である．この点を意識しながらカウンセリング理論を取り上げてスピリチュアルケアに与える意味を考えてみたい．なお，本書ではスピリチュアルケアに役立つ点について触れるのが目的であり，カウンセリング理論そのものについての詳しい説明や批判的検討は意図しない．ここでは9つのカウンセリングや心理療法をスピリチュアルケアの視点から取り上げてみる．

4・2・2　クライエント中心カウンセリング

　ロジャーズ C（1902-1987）が提唱したクライエント中心カウンセリング（Client-centered counseling）[16]は，最も広く受け入れられており，カウンセリングの基本的役割を果たしている．ロジャーズはクライエントの持つ内的可能性，自律性を信じて，クライエントへの全面的信頼と傾聴，受容の大切さを主張している．その中心的概念は，純粋性（congruence or genuine），患者への共感的理解（empathetic），無条件の肯定的関心（unconditional positive regard），の強調などである[17]．ロジャーズにとっては，人間はその内部に健康や適応への衝

---

15) 国分康孝はカウンセリングの目的をクライエントの行動の変容に置いている．
16) ロージャズ全集　全18巻岩崎学術出版社はロジャーズの思想やカウンセリングを理解するうえで参考になる．

動を持ち，それは障害が除かれると，かなり自動的に働き出していくものであるという点で，基本的に善なのであると述べている[18]．このようなロジャーズの療法は，人間を善なるものと見なし，人間の中心にある可能性を信じ，主体的人間になることを主張した点に特徴がある．ロジャースはクライエントが自己洞察して，あるがままの生き方ができることをカウンセリングの目的とした．

＜ロジャーズの理論とスピリチュアルケア＞

　スピリチュアルケアは，ロジャーズの主張する共感的理解・無条件の肯定的関心・純粋性の強調などから多くのことを学ぶことができる．死を直前にした終末期がん患者の不安や恐怖心をしっかりと受け止めるためには，ロジャーズの心理療法的手法は大変有効である．特に傾聴 (listening to) は患者の魂に触れる方法であり，ロジャーズ派のカウンセリングから学ぶことが多い．次にさらに詳しくロジャーズの理論から学ぶ点を4点あげる．

　❶ロジャーズのカウンセリングは基本的には現象学的立場をとり，クライエントが自分を含めて周りの世界をどのように見ているかを重視している．つまり，受け取り方の世界・主観の世界・認知の世界・意味づけの世界こそ，本当の世界と考えている．客観的世界が人間の行動を左右するのではなく，主観の世界，受け止め方の世界が人を動かしていると考えている．

　このような考え方はスピリチュアルな世界にも共通する．スピリチュアルな世界は目に見えない世界であり，主観の世界である．同様に，超越的存在である神仏を客観的に証明する方法はない．それにもかかわらず，主観こそが真実な世界であり，人生に意味を与え，生きる力を引き出すものである．神仏がいると信じる人には，神仏が存在するし，人間を超えた超越者が存在する．そして，その神仏との信頼関係が人を支え慰める力を持つのである．このような現象学的世界を重視する点でスピリチュアルケアと共通している．

　❷ロジャーズが示したカウンセリングの方法論の一つに，自己洞察へのカウンセリングがあり，自己洞察へ導くための具体的援助（ケア）として受容・繰り返し・明確化・支持・リードという方法が示されている．この方法は，今日，カウンセリングにおいて基本的テクニックになっている．スピリチュアルケアでも基本的に重要なのは，患者の心の内を開示に導くことであり，ロジャーズの主張する基本的方法はスピリチュアルケアでも基本的に重要になる．その点でロジャーズが果たす貢献は大きい．

　❸また，ロジャーズは自己同一化をカウンセリングの目的にした．「思い込みの自分 (idealized self)」と「あるがままの自分 (actual self)」とが一致することを目的とした．ロジャーズの理論では健全な人間とは，思い込みの自分に気づいて「あるがままの自分」になり切れることである．「理想の自分」「あるべき自分」に縛られて，窮屈に生きることは健全とはいえない．ロジャーズは「あるがままの自分」を受け入れることの大切さを教えている．死に直面した人

---

17) カール・ロジャーズ／伊藤　博・編訳（1966）サイコセラピーの過程．『ロジャーズ全集　第4巻』岩﨑学術出版社，123-128頁．
18) カール・ロジャーズ／村山正治・編訳（1967）人間論．『ロジャーズ全集　第12巻』岩﨑学術出版社，40頁．

は，現実の自分を受け入れられず，戻れない過去の自分，非現実的未来にとらわれて死に向かう現実を受け入れられないことがある．現実を受け入れられずに否定し，悩み苦しむ．

スピリチュアルケアも不安・恐怖・苛立ちの自己を受け入れて，患者があるがままの自己になるように援助することである．ここでもロジャーズの理論は大きな助けとなる．

❹さらに，ロジャーズの理論には治療過程がある．これは心理療法ではストランズとよばれる，治療の進み具合の過程を示すものである．ロジャーズは，7つのストランズ，すなわち①感情と個人的意味づけ，②体験過程，③不一致，④自己の伝達，⑤体験の解釈，⑥問題に対する関係，⑦関係の仕方，を段階づけることで，心理療法の進行過程を評価しようとした．スピリチュアルケアの進展過程を知るためには，このようなストランズは進展を測る目安になる．

4・2・3　ゲシュタルト療法

ゲシュタルト療法（Gestalt therapy）[19)][20)]は医師 パールズ F（1893-1970）を中心に提唱されたもので，ドイツ語のGestalt＝形，全体，統合を意味する語に由来している．1960年代アメリカで発達した療法で，クライエントの生き方の変容を意識の全面にある「図」(figure)（関心事）と意識の背景にある「地」(ground)を変換させることで目指したものである．ゲシュタルト療法は意識の前面にある「図」と背景の「地」が自由に動くことが"健康"と考えている．また，一つの「図」にとらわれて「地」が持つ意味に気づかないことに生き方としての問題性を感じている．意識の前面にある「図」を見ながらも「地」にあるものの意味に気づくこと（awareness）を視野（perspective）が広がると表現している．

ゲシュタルト療法の中心的技法は療法家によっても異なるが，ここでは倉戸にしたがって簡単に紹介，説明する．

❶ホット・シート

ホット・シートは，2つの椅子を向かい合わせに準備し，一方の椅子に腰をかけて，もう一方の椅子に自分が話したい人がいると想像して，対話をする方法である．クライエントは話し相手に自分の気持ちを正直に開示する．次に話し相手の椅子にクライエントが座り，話し相手の気持ちになって話をする．このように座る椅子を代えることで相手の気持ちを体験してみる方法である．こうすることで自分だけの気持ちしかわからず，人間関係がうまくいかない人が相手の気持ちに気づく助けになる．

相手の身になることで自分の有り様に気づくこの方法は，終末期がん患者が自分の身に起きたことを受け入れられずに不安になり，怒る自分を，別の視点から眺める機会を作ることになる．それはゲシュタルト療法でいわれるところの視野の拡大につながるので，この方法は患者

---

19) パールズF／倉戸ヨシヤ・監訳（1990）『ゲシュタルト療法―その理論と実際』ナカニシヤ書店．
20) 倉戸ヨシヤ（1992）ゲシュタルト療法．氏原　寛，小川捷之，東山紘久，他・共編『心理臨床大辞典』培風館，364-366頁．

が自分自身と向き合う機会となる．

❷ファンタジー・トリップ

　ファンタジー・トリップという手法も終末期がん患者へのスピリチュアルケアに有効である．この方法は，想像力を働かせる方法である．死後のいのちが不安で揺れ動く患者に，死後の世界を想像してもらうのである．患者の中にはさまざまな死後観を持つ人がいる．多くの人は，「死は無である」「死後のことなどわからない」と言う．患者がそのように言う時，スピリチュアルケア・ワーカー側から少し言葉を繋いでみる．たとえば「ご両親に会いたいと思いますか」「だれか会いたい人はいませんか」と言うのも一つの方法である．多くの人は両親，連れ合い，愛する家族に会ってみたいと言う．その言葉を聞いて，さらに言葉を繋げて患者の気持ちや希望の中身を引き出す．「どうしてですか」「その方はどんな方ですか」「あなたとどんな関係にありますか」「あなたにどんな事をしてくださいましたか」．このようにして，話を繋ぎ心の中を聴くきっかけを作る．このようなやりとりにおいて，死後の世界の有無についての科学的問題は重要ではない．個人の内的世界を明確にし，それを通して患者を励まし，支えることが重要である．ケアワーカーは患者の希望，期待，願望を引き出して，それに熱心に心を傾け，その人の心の世界を膨らませる助けをするのである．患者は自分の中にあった経験や理想が引き出され，それらが意味づけられると，そこから生きる力を得ることができる．生きる意味も死後の世界も，個人的で主観の世界である．したがって死後の世界が客観的事実かどうかと問うことは不要であり，個人の希望の世界としてとらえて支えることである．患者の中には死後，両親に再会したいと願っている人が多い．あるいは，死後には親しい人が行ったところに行くと考える人も多くいる[21]．このような死後の世界への旅は，死に直面した人を慰め，励ますものとなる．

❸夢のワーク

　終末期がん患者の中には，夢に悩まされる人がいる．たとえば作家の高見順は自身の闘病生活について記した本の中で，「夢に旧知の人出てきて，その人を助けたいが，医者をどう呼んだらいいのかもわからず，そうしているうちに眼がさめた」と語っている[22]．夢のワークは患者が見た夢を解釈して，患者の心の中にあるものを導きだす方法である．患者の中には死に直面してショックのために精神病理学的反応を示す人がいて，夢に怯えて不安と恐怖に襲われる

---

21) 重兼芳子（2000）『たとえ病むとも』岩波書店．著書の中で，重兼は死後，すでにこの世を去った人たちと会えるような気がすると書いている．「私のなかにいつも小さな迎え火が点っている．その火影がかすかに揺らぐとき，慕わしい面影や姿がぼうっと浮かんでくる．遠い遠い昔，生後三か月の赤子のまま逝った天使の顔，やはり遠い昔，急死した二歳年上の兄，誠実に努力しても報われることの少ない一生を送った父，長患いの末，私一人に看取られて寂しく逝った長兄，そして，最期を看取ることのできなかった夫，など．聖ヨハネホスピスで友情を培った亡き友人たちも，私のなかの迎え火に引き寄せられるように火影に揺られる（71頁）」．重兼芳子は亡き人達が迎え火のような気がすることで，「私のなかの迎え火は怨みではなく，むしろ希望の光である（81頁）」とも書いている．
22) 高見　順（1990）『闘病日記（上）』．「久しぶりに西脇さんの夢を見た．…昨夜の夢はヘンな夢で，西脇さんが脳溢血か何かで苦しんでいて周囲に（私にも）もう死ぬと分かっていて，どうにもしようがない（132頁）」．

人もいる．そのような患者の場合，夢の中での経験した不安，恐怖を十分に言語化した後，その夢をケアワーカーと一緒に解釈をすることで不安から解放されることがある．特にスピリチュアルペインの中には，後悔・深い罪責感に悩まされて幻覚や妄想を持つ人もいるので，夢の解釈が患者を不安や罪責感から解放することがある．

4・2・4　認知療法

認知療法（Cognitive therapy, cognitive behavior therapy）[23]はエリス A（Albert Ellis, 1913-)[24]が提唱したもので，クライエントの認知方法を変え，人生の見方を変えることを目的にした方法である．日本でも日本認知療法学会が発足して多くの実績をあげている[25]．元々はA.T.ベック[26]が最初に提唱したものをエリスが発展させたものである．自分の状況をどう見るか，どのような構造の中で自分を見るかという認知方法を問題にしている．人の感情や行動は認知方法によって影響を受けるという基本的考え方に立っている．認知の仕方が変わることで感情や行動が影響を受けるという事実があるので，その認知方法を変えることで不安や無力感から逃れることができると考える．誤った認知方法は認知の歪みから生まれると考えるので，歪みを修正することで適切な感情と行動が取れるという．エリスは歪みを修正する操作対象には次の6つがあるとしている．

①選択的な抽出（selective abstraction）
②独断的推論（arbitrary inference）
③過剰な一般化（overgeneralization）
④誇大視（magnification），過小視（minimization）
⑤自己関連づけ（personalization）
⑥絶対的二分法思考（absolutistic dichotomous thinking）

＜認知療法とスピリチュアルケア＞

認知療法は，不安や鬱的な人に有効な方法として用いられており，終末期がん患者の死の不安や恐れをもつ患者へのスピリチュアルケアにおいても，患者が人生を新たな視点から見れるように援助するのに有益な方法である．

終末期がん患者が死に直面して起きる絶望感，無力感の原因の一つは，認知方法が言う歪み

---

23) 町沢静夫（1992）認知療法．氏原　寛，小川捷之，東山紘久，他・共編『心理臨床大辞典』培風館，360-364頁．この方法は，最初，バンデューラ（A. Bandura），マイケンボウム（D.H. Meichenbaum），ベック（A.T. Beck），エリス（A. Ellis），ゴールドフリード（M.R. Goldfried）などによって提唱されたものである．
24) A. Ellis, R.A. Harper（1975）"A New Guide to Rational Living" Prentice-Hall（北見芳雄・監訳（1981）『論理療法—自己説得のサイコセラピー』川島書店）．
25) 日本認知療法学会学会事務局：〒772-8502 徳島県鳴門市鳴門町高島　鳴門教育大学教育臨床講座　井上和臣研究室内．
26) A.T. Beck（1976）"Cognitive Therapy and the Emotional Disorder" International University Press（大野裕訳（1976）『認知療法』岩崎学術出版社）．

に起因するものがあり，その歪みを訂正することで，患者は新たな認知方法で自身の人生を眺め，生きる道を探ることが可能となるのである．たとえば，病名告知を受けてショックを受け，落ち込み，自暴自棄になる患者がいる．がんの終末期であるとの医師からの説明は，患者には晴天の霹靂，人生の最大のピンチ，頭が真っ白になるような体験である．それで「もう駄目だ」「もう死んだほうがいい」「どうにでもなれという気分です．まったくどうしていいかわかりません」「神も仏もありません」などと言う患者がたくさんいる．認知療法は，このようなケースの場合，ABCというモデルで問題の解明をしている．Aには先行するできごとが，Bにはその人の強い信念もしくは認知が，Cには結果が入る．たとえば，

　Aは病名告知
　Bは終末期＝死
　Cは不安，恐れ，苛立ち

となる．

　Aとは患者が病名告知を受けるという事柄である．病名告知を受けた時，患者は終末期であると伝えられる．その時，患者はそれをすぐに死と結びつけて受け取るのである．それをBと呼び，その結果，不安，恐れ，苛立ち（C）といった感情が生じるとする．患者の問題点はBの認識の方法にあると考える．病名告知（A）を受けて，それを終末期＝死（B）として受け止める認識の仕方に問題をみている．つまり，がんの病名告知を受けて，それを「もう駄目だ」「もう死んだほうがいい」などと決めつけることに問題をみるのが認知療法である．患者がこのような結論を導き出すのには，先ほどあげた①選択的な抽出，②独断的推論，③過剰な一般化，④誇大視，過小視，⑤自己関連づけ，⑥絶対的二分法思考，といった間違った論理が働いているとしている．がん告知に伴う誤った認識方法に問題をみつけて，ケアの焦点を認識方法が主張する訂正に向けることがケアとなる．それが成功すれば，不安，恐れ，苛立ち（C）が解消がもたらされるというように考える．

4・2・5　交流分析

　交流分析（transactional analysis）は精神科医エリック・バーン[27) 28)]によって提唱された理論であるが，S. フロイトの精神分析と類似点も多く，人間の自我状況を「親」（Parent），「大人」（Adult），「子ども」（Child）の3つの部分に分け，それぞれが役割を持つとしている[29)]．これを「性格構造分析」と呼んでいる．「親」（P）は，こうすべき，在るべきなど倫理的部分である．「大人」（A）は物事の判断や処理能力の部分であり，「子ども」（C）は，人生を楽しむ部分である．このような人格分析によって人の行動特性が決まってくるとしている．終末期

---

27) E. Berne（1961）"Transactional Analysis in Psychotherapy" Grove Press.
28) E. Berne "Games People Play" Grove Press，（南　博訳（1964）『人生ゲーム入門』河出書房新社）．
29) 交流分析での「親」，「大人」，「子ども」は，精神分析での「超自我」，「自我」，「エス」という構造に類似点をもっている．

がん患者の中には「親」(P) の部分が「大人」(A) や「子ども」(C) の部分と比較して，特に大きい人がいる．このような人は倫理観が高く責任感も強いが，肉体的自由の利かない自分を責めることが多い．ケアとして「子ども」の部分を拡大するように導き，周りの人に自分を任せることを学ぶように援助することが必要である．

また交流分析では，自身の人生計画をシナリオと呼びどのようなシナリオを描くか（シナリオ分析）の大切さを指摘している．その人が持つ「人生シナリオ」が，その人を新しく変えていくという考えは，人生を宿命論から解放し，自分の人生の主役になれと教えている．交流分析ではクライエントは自分の作った「人生シナリオ」を，自らからの人生において演じていくと考えるのである．

＜交流分析とスピリチュアルケア＞

患者の「性格構造分析」や「人生シナリオ」を用いることは，死に直面した終末期がん患者のスピリチュアルケアにも有用な方法を提供できる．

まずアセスメント面において，スピリチュアルケアでは患者の状態を総合的にアセスメントし，それからケアに繋げていくが，ケアするためのアセスメントに「性格構造分析」を用いて，患者の精神部分において，(P) (A) (C) のどの部分が大きいかを知ることができる．「親」(P) の極端に大きい患者は人の世話になる自分を無力な人間になったと深く悔いるかもしれない．また，何もできない自分を倫理的に責めて自責の念に苦しむかもしれない．これとは逆に「子ども」(C) の部分が大きな人は，仕事ができない自分を責めることはせず，自分の現状を受け入れて，自分なりの人生で満足するかもしれない．このように性格構造分析は，スピリチュアル・アセスメントをするうえで有益である．またこのようなアセスメントに基づいた実際の対応法として，もう一つの「シナリオ分析」も有用である．

このように終末期がん患者の性格構造分析や人生シナリオの考え方は，ケアを進める際の方向性を決めるのに有益である．性格が「親」(P) の部分が大きすぎて，「こうあるべきだ」という意識に責められて苦しむような性格の患者は，現実を認めることや，子どものように今を楽しむことを良しと考えることができないので，たとえば，終末期のがんにかかったことを知らされたとき，「もう駄目だ」と判断して，自分の現状が受け入られず，明日を諦めてしまう．そのような患者に対しては，ケアワーカーは過去を振り返ってもらい，特に，本人の語りたいことを聞き出し，現状の生活の思いを聴き，さらに将来への「人生シナリオ」を描いてもらう．「人生シナリオ」を描いてもらう方法を用いて過去や現状を語ることは，それほど困難ではない．また，将来の「シナリオ」を一緒に作りながら，患者の願望，希望，期待を十分に引き出して，心に描き出していくことは魂の支えになる．スピリチュアルケア・ワーカーが患者にシナリオを作るように励ますことがケアになる．

4・2・6　トランスパーソナル心理学

　トランスパーソナル心理学（transpersonal psychology）は，心理学者マズロー A（1908-1970）が提唱したものである．トランスパーソナル心理学はトランス（超える）とパーソナル（個人）から来た造語で，その名のとおり個人，意識，社会，国家などの境界を超えたものを問題にする心理学である[30)〜32)]．この心理学が生まれた背景として，1960年代のアメリカの反社会的運動の流れがあり，境界や規制を超えたものを見つけだそうとする機運の中で生まれた心理学である．マズローが提唱後は多くの学者が参加している．この心理学はそれまでの心理学が意識（フロイト S）や行動（ハーロウ HF）にのみ関心を寄せていたのに対して，むしろ意識を超えた世界に関心を寄せて，それとの関わりの中で人間をとらえようとした点に特徴がある．それまでの心理学が扱わなかった神秘体験，自己超越，神聖化，宇宙意識，悟りの体験[33)]などをテーマとしたので，マズローは心理学の「第4勢力」と呼んだ[34)]．超越的な問題を扱った点で，スピリチュアルケアでの癒しの原点を扱っているといえる．トランスパーソナル心理学は基本的にはマズローたちの人間性心理学とC.G.ユング心理学を土台にしたもので，心身の統合，個人性の確立，普遍的な精神や宗教性を強調している．また，神秘主義や修行実践を重視する傾向を持っている．トランスパーソナル心理学の目的は，パーソナリティの成長を超越性との関係で求めている点である．このような考え方は，スピリチュアルケアにおける患者の自己理解を超越的なもの，神的存在との関係の中でとらえるのと重なっている．終末期がん患者が死後のいのちの不安・恐怖に襲われた時，トランスパーソナルな視点から見つめ直すことで解決の道につながっていくのである．

　さらに，トランスパーソナル心理療法では，「瞑想」を取り入れている点もスピリチュアルケアにも通じる点である．瞑想は自己の内面を洞察すること，自己を超えたものへの気づきが目的である．一つのことに集中することで，他のものから解放され，結局自分自身への深い気づきに至り，さらに自分が宇宙の中にとらえられている実感にいたる．この世界は超越的他者の中に究極的自己が含まれ，究極的自己はそれ自体が無限の宇宙を生み出していて，結局は超越的自己と繋がっていく．この神秘の世界がスピリチュアリティの世界である．

---

30) 安藤　治，湯浅泰雄・編（2007）『スピリチュアルティの心理学』せせらぎ出版．
31) 尾崎真奈美・編（2007）『スピリチュアルティとは何か─哲学・心理学・宗教学・舞踊学・医学物理学それぞれの視点から』ナカニシヤ出版．
32) 吉福伸逸，岡野守也（1992）『トランスパーソナル心理学』氏原　寛，小川捷之，東山紘久，他・共編『心理臨床大事典』培風館，132-136頁．
33) Journal of Transpersonal Psychology（1969）．この年，トランスパーソナル学会が設立された．
34) マズローはトランスパーソナル心理学を第4勢力と呼んだ．第一勢力はフロイトの精神分析，第2勢力は行動主義心理学，第3勢力は人間性心理学である．

4・2・7　パストラル・カウンセリング＝牧会カウンセリング

　パストラル・カウンセリング（Pastoral counseling）＝牧会カウンセリング[35)36)]の最初の提唱者は誰であるかは一定した説はないが，ボイセン A，ヒルトナー S などが始めたといわれている．一般には牧会カウンセリングは，キリスト教カウンセリングやキリスト教の教会で行われるカウンセリングを示している[37)38)]．牧会カウンセリングの定義は多様であって，すべての人が同意する定義は存在しない[39)]．しかし，どのような立場を取るにしても共通した理解として，次の3点を上げることができる．

　まず第1は，人間を三位一体である「創造主なる神」「イエス・キリスト」「聖霊」と「わたし」という四者関係の中で理解し，問題の解決を探る点である．人間を三位一体の神と「わたし」間の関係を重視する点で，すべての立場で共通点を持っている．

　第2点は，神の前にはすべての人が罪を負っているという人間理解に立っている点である．すべての人間が罪を負っているという点で，終末期がん患者も牧会カウンセラーも同じ立場にある．両者共に神の赦しを必要とする存在である．終末期の患者はしばしば深い罪責感に悩まされるが，このような人間理解から牧会カウンセリングはこの罪責感に共感をもって理解することができる．同時に牧会カウンセラーはイエス・キリストの十字架の贖罪の業によって，人間は神の赦しを受けて神の子となるというメッセージを伝えることができる．牧会カウンセラーは神の被造物として患者を受け止める．患者は神の被造物であって尊厳を持っている．たとえ死の間際にあっても人間として尊重される．このような患者の尊厳を尊ぶ姿勢は，患者とスピリチュアルケア・ワーカーとの信頼関係を築くうえでの中心的役割を果たすものである．

　この点はスピリチュアルケア・ワーカー自身も，スピリチュアルな存在として自分のスピリチュアルティに責任を持つことが示唆されている．牧会カウンセラーがクライエントの問題行動を治療するというよりも，牧会カウンセラー自身が自分自身の弱さや脆さを十分に感じつつ，クライエントと人間的には同じレベルで向き合うことを教えている．この点はスピリチュアルケア・ワーカーが自分のスピリチュアリティに責任を負うことと同じである．

　第3には，牧会カウンセリングでは人間の罪はイエス・キリストを救い主として信じて受け入れることで罪赦されて神の子となるとしている．牧会カウンセリングでは，究極的には人は天国に迎えられると説いている．スピリチュアルケアでは，生命の根源を人間を超えたものに見出している．しかし，イエス・キリストという人格的存在として，神が人間に近寄ったとい

---

35) Rodney J. Hunter ed.（1990）"Dictionary of Pastoral Care and Counseling" Abingdon Press
36) Howard W. Stone, William M. Clements, ed.（1991），"Handbook for Basic Types of Pastoral Care and Counseling" Abingdon Press.
37) S. Hiltner（1958）"Preface to Pastoral Theology"（西垣二一訳（1975）『牧会の神学—ミニストリーとシェパーディングの理論』聖文舎）．
38) 西垣二一（2000）『牧会カウンセリングをめぐる諸問題』キリスト新聞社．
39) Howard W. Stone, William M. Clements, ed.（1991）"Handbook for Basic Types of Pastoral Care and Counseing" Abingdon Press.

う点は明確ではない．これは非常にキリスト教的教えである．

　第4は祈りの大切さを認めている点がある．人は神と祈りにおいて交わることができる．この点で牧会カウンセリングは，患者が神と直接に交わる道を示している．牧会カウンセリングでは，キリスト教による赦しや救いが重要なことであり，クライエントの心の底からの痛みや嘆きを，祈りを通して神へ伝えることが行われる．スピリチュアルケアでも祈りの大切さは協調されてよい．スピリチュアルケアは超越的なものを認めているので，それが祈りの対象となる．

〈牧会カウンセリングとスピリチュアルケア〉

　スピリチュアルケアと牧会カウンセリングとは本質的には異なるものである．しかしスピリチュアルケアは，牧会カウンセリングからも多くのことを学ぶことができる．特に，人間が超越者である神との関係を持つ中で，神の愛，知恵，生命，救いを受けて生きることができるとしている．それが人間の未来的生き方であると教えている．通常の生き方は神の存在も神の愛も無視して生きているので，牧会カウンセリングにおける神との関係回復を重視し，その必要性を伝えることは重要な点である．

　また，牧会カウンセリングでは魂の叫び・嘆き・祈りが出る心の深いレベルで患者を理解する大切さを教えているので，患者が深い罪責感や天国や地獄などの問題に悩み苦しんでいる場合には，牧会カウンセリングはよい適用となろう．患者のこのような問題に気づいたときには，スピリチュアルケア・ワーカーは牧師，神父，あるいは僧侶と連絡をとり，患者の宗教的痛みに応えるようなケアが必要になる．

　また，キリスト教にはシンボルがあるが，それぞれにスピリチュアルな意味があり，終末期がん患者のケアにおいて大きな役割を持つことも多い．たとえば，カトリックではロザリオ，十字架のペンダント，マリア像などを重視しているが[40]，これらは神聖なものとしてとらえられ，身体的接触によって患者は神（超越的なもの）との絆を実感できるので，ケアの補助手段として有益である．

4・2・8　内観法

　内観法[41]は吉本伊信が創始した心理療法で，浄土真宗の一派の「身調べ」という修行法に深く影響を受けて開発されたものである[42]．この内観法は自分自身を深く見つめ，自己の本当

---

40) このようなものはプロテスタントの者には偶像として排除されてきた．しかし，意識レベルが下がり，理解力・判断力が下がった時には，身体的接触・聴覚を利用したものが補助手段としては有効である．
41) 吉本伊信（1997）『内観法』春秋社．この本の中で竹内　硬（信州大学教授）は，「内観とは何か」に触れ，次のように書いている．「前科何犯も重ね，自己中心的な欲望に凝り固まって，ただ他人を罵り，悪口し，脅迫し，仕事を怠け，道徳や宗教を冷笑し，己れを省みようともせず，虚勢をはって，人生の裏街道を大手をふって歩いて来たような悪人が，ひとたび，内観の中に真我がめざめると，たちまち，その行動や言説は一変して，他人にへりくだり，自己の罪の深さに恐れおののき，世の深い愛情に心から感謝し，その外貌すら著しく変わってしまうのである（20-21頁）」．

の姿に気づくための方法である．特に両親など身近な人との関係を内観しながら自分の姿に気づかせようとするもので，その中心となる方法は「他人にしてもらったこと」「して返したこと」「迷惑をかけたこと」を内観し，指導者に伝えることである．通常は一週間程度道場に泊まり込んでひたすら内観し，自分の生き方に注目する．この療法は治療的意味も大きい．

〈内観法とスピリチュアルケア〉

終末期がん患者はしばしば自分の身に降りかかった病気に心を奪われるために，心身の苦痛，人生の不運さ，不条理，そして他人への不平不満が多くなり，その結果，自分の殻に閉じこもりがちになり，視野が狭くなり，自分の過去，現在，未来も正しく評価できなくなる．このような固定化した状況から解放されて新たな方向に目を向けて，人生を別の角度から見直すことが必要になる．また，患者の中には迫り来る死に怯えて，自分の人生と正面から向き合わず無意味に時間を過ごしてしまう人もある．吉本の開発した3つの質問，すなわち「他人にしてもらったこと」「して返したこと」「迷惑をかけたこと」を内観することは，「今，ここに生きる」ことを促す方法となる．死に直面し不安や畏れにとらわれながらも，揺れ動く自分を振り返りつつ，将来のことに怯えずに，現在の自分を受け入れ，過去の出来事を振り返る機会を与えてくれるものである．自己中心的な自分に気づき，反省し，今の自分に感謝を持ち，その中で人生の統合へと促す方法である．そこから自己受容と共に生の安らぎや解放感を持つことができる．このような体験から父母，兄弟，姉妹，友人などの愛・親切・思いやり・祈りに目覚めていくのである．その振り返りの中から，深い自己理解が与えられて，新鮮な自己発見に至ることを目的としている．

スピリチュアルケアの実践では，具体的には次のような方法が可能である．終末期がん患者にまず「両親からしてもらったこと」を想起してもらう．次に，「どんなお返しをした」かを尋ねる．さらに，「迷惑をかけたこと」を話してもらう．できるだけ具体的に話してもらう．昔，両親を失った人は，両親の愛情・躾・思いやり・迷惑をかけたことなどを思い出すのに時間が必要である．特に終末期がん患者は体力・気力が衰えてきているので，スピリチュアルケア・ワーカーの励ましと支えが必要である．患者が少しずつ思い出してきたらケアワーカーは興味を示し，感動するとよい．細い糸を引き出すように丁寧に思い出していくことで，患者が自分の人生を統合（インテグレイト）していくことが期待できよう．

実際，内観法という名前を用いないでも，スピリチュアルケア・ワーカーには患者との会話の中で人生の振り返りをしつつ，自分に気づいていくという方法を用いている人が多い．

4・2・9　瞑想法

瞑想法[43)44)]は元来，仏教の修行法であったが，近年，心理療法の一つとして注目を集めて

---

42) 吉本伊信は浄土真宗の篤い信仰の家庭に育った．

いる．仏教での瞑想法は深い悟りに至ることを目的とするので長年の修行が求められるが，心理療法としての瞑想法は，クライエントが自分自身の生き方や在り方を深く瞑想しながら，深いありのままの自分自身に気づくことが目的とされている．仏教ではこの世の執着や欲望にとらわれている自我を捨て去って仏の境地に入ることを「解脱」と呼び，仏道の目的としている．これに対して心理療法での瞑想法は，人間関係での躓きや生きがいの喪失からくる傷ついた自分を見直して，新たな生き方に気づくことを目的にした手段である[45]．その方法は，調身，調息，調心という訓練から始まる．調身とは，姿勢を整えること，調息とは，呼吸を整えて呼吸に意識を集中させること[46]，調心とは雑念を払って精神を集中することである．禅の公案（一般的に禅問答といわれる）も精神集中の一つの方法である．

〈瞑想法とスピリチュアルケア〉

　スピリチュアルケアでは，この瞑想法を終末期患者の心を整える援助方法として用いることができる．患者や家族は，がんの診断を受けたり，死の接近を感じて気持ちが動転していることが多い．宗教学者の岸本英夫はアメリカに文化使節として滞在中に，がんと診断されて自分のコントロールを失なってしまったとき，自分を落ち着かせるために調息を行ったことを記している[47]．岸本は安心できる姿勢（調身）を整え，ゆっくりと呼吸すること（調息）で気持ちを落ち着かせた．このように気持ちが動転している患者が心を落ち着かせることができるように瞑想法をすすめることもよいだろう．

　また瞑想法の調息や調心は，身体的心理的余裕ができて，過去，現在，将来のことなどを振り返れる心の状態になった時にも，人生を静かに見て，人生の意味を見つけだすのに有効な方法である．また自分の生き方や将来について自分の生き方を統合するのにも有効である．さらに，終末期がん患者の意識のレベルが下がって，通常の思考活動が望めないときも，調心によってただ，一事に心を集中することで落ち着く．このような瞑想法は終末期がん患者にとって自己との対話，自己と超越者との対話，自己と他者の対話するのに有益である．

4・2・10　音楽療法

　音楽は人々の傷ついた心を癒し，落ち込んだ心を立ち上がらせてくれる力を持つ[48]．音楽が

---

43) 安藤　治（1993）『瞑想の精神医学』春秋社．
44) 安藤　治／結城麻奈，佐々木静志（2001）心理療法と霊性―その定義をめぐって．トランスパーソナル心理学／精神医学2（1），1-9頁．
45) 井上ウィマラ（2007）スピリチュアルケア基礎論考．『スピリチュアリティーとは何か―哲学・心理学・宗教学・舞踊学・医学・物理学それぞれの視点から』ナカニシ出版，149-155頁．
46) 中村真一郎編（1990）『高見順闘病日記（下）』岩波書店，44頁．「宋淵師におそわった，のばした足のさきから呼吸をし，それを腹でとめ，また，足さきにはき出すという呼吸法をはって，心を静める」．
47) 岸本英夫（1964）『死を見つめる心』講談社．「よほど気持をしっかり押えつけていないと，ジッとしていられないような緊迫感であった．…風呂から出ると，ゆかの絨毯の上に坐って足を組み，坐禅をした．…凄愴な感じを内に含んだ真剣な坐禅であった．64-65頁」．
48) 日野原重明監修（1998）『標準音楽療法入門上下』春秋社．

魂の深みを揺り動かして，言葉では届かないところの痛みを癒す力があることは，古くから知られていた（注旧約聖書サムエル記上16：14-23にサウル王が気分が落ち込んだときダビデが堅琴を奏でて癒したとある）．また，宗教と音楽は深く関わり，僧侶の唱える声明（しょうみょう）が音楽の始めだという事実もある[49]．仏教が日本に入って以来，病人や死にゆく人へのケアが僧侶に委ねられたので，そこでは読経や仏教音楽が病人と共にあった．このような伝統は現代の医療体制になって，病や死が病院という管理体制に取り込まれて，宗教者が病院の外に排除されてしまった結果，消えてしまった．

しかし，最近，「音楽療法」として終末期がん患者の心の癒しのために用いられ始めている[50]．今日，スピリチュアルケアの分野で音楽療法の重要性が認められている[51]．音楽は緊張した心をほぐし，不安な心を和ませ，静かに自分を見直し，自分を立ち直らせるのに有効である．音楽のもつ癒しの力は，言語的能力を失った患者にも有効であり，この方面の研究も最近急速に進んでいる[52]．最近は癒し系の音楽・自然の音などが心の傷を癒すのに用いられている．また，幼い時に聞いた童謡は傷ついた心を癒す力を持つし，そのほかモーツアルトの曲は癒しの力を持つともいわれている．

アメリカではすでの音楽療法士が病室を訪れて，ギター・ドラム・タンバリン・カスタネット・バイオリン・フルートなどの楽器で患者の好む曲を奏でている．また，病棟のホールなどを利用して，患者たちが異なる楽器を用いて比較的簡単に弾ける曲を一緒に奏でて喜びを共有している場が提供されている．音楽療法士は患者の音楽性を引き出して音を創ることによる自己実現の喜びを提供している．また，患者同士が演奏を通して一体感を持つことで孤独感を解消できる．

4・2・11 心理学理論とスピリチュアルケアのまとめ

これまで9つの心理学理論，特にカウンセリングを取りあげて，スピリチュアルケアに有益と考えられる点を取り上げてきた．以下にそのポイントをまとめる．

①共感的傾聴（クライエント中心カウンセリング）

②ドラマを聴く（交流分析）

③ドラマを描く（交流分析）

④夢の解釈（トランスパーソナル心理学）

---

49) 仏教の儀式で僧が唱える声を「声明」（しょうみょう）というが，インドのバラモンに源流があるといわれ，これが音楽の始めといわれる．単調に唱える声は，心の底から癒される体験である．
50) スーザン・マンロー／進士和恵訳（1999）『ホスピスと緩和ケアにおける音楽療法』音楽之友社．
51) 江馬克夫医師のHP http://www.hikoboshi.com/eba/iyasinoonngaku.htmには，癒しの音楽としての効果として，鎮静，睡眠，緊張緩和，抗うつ効果，不安の解消，心の平安，鎮痛効果，永遠への想い，祈りなどがあげられている．また，それぞれの効果をもたらす音楽があげられている．
52) 2000年に日本音楽療法学会学術大会が開催されている．認定音楽療法士などの資格認定が行われている．日本音楽療法学会の会長は，聖路加国際病院理事長の日野原重明氏である（2008年1月現在）．日本音楽療法学会事務所：〒105-0013東京都港区浜松町1-20-8　浜松町一丁目ビル6階.

⑤内的自己・超越的存在の気付き（瞑想法）

⑥人間理解・罪と赦しの必要性（パストラル・カウンセリング）

⑦人生の総決算（内観法）

⑧超越的視点からの見方（認知療法）

⑨他者の理解（ホット・シート）

⑩自己像の形成（クライエント中心のカウンセリング）

　ここに取り上げた理論やカウンセリングの方法には，その理論が生まれた具体的臨床現場と深く関わっているので，すべてスピリチュアルケアに全面的に応用できるわけではない．現在は，既存の心理学理論やカウンセリングスキルを学びつつ，スピリチュアルケアに応用している段階である．しかしながら，カウンセリング理論は人と人との向き合い方，カウンセラーとクライエントとのコミュニケーションの方法，あるいは，クライエントの問題の理解などについて多くの知識をもっている．また，カウンセリングの目的はクライエントの問題行動の変容とするならば，終末期がん患者が心の持ち方を変えて，死との向き合えるように援助するスピリチュアルケアにも有益なものを持っている．その意味でカウンセリングの理論がスピリチュアルケアに貢献する点が多い．それらの理論が持つ有益な部分を学びながら，スピリチュアルケアの実践を豊かにすることが，ここでの目的である．

5章 スピリチュアルケアの方法論

5・1 スピリチュアルケア・ワーカーはだれか

1）専門職か一般人か（専門教育を受けた人か，ボランティアか）

　スピリチュアルケア・ワーカーになるには，専門教育を受けることが望ましいが，専門教育を受けていない人も，基本的傾聴の方法や終末期がん患者の心理を学ぶことで，患者の側に寄り添うことが可能になる．スピリチュアルペインの中には宗教家や専門的教育を受けた人によるケアが必要な場合があるが，すべてのケースに宗教家が介入しなくてはならないわけではない．たとえば，過去に深い過ちを犯してそれが患者の深い罪責感となっている場合や，死後の生命を宗教に求めている場合には，宗教家の介入がぜひ必要になる．しかし，一緒に音楽を聴きながら，美しいメロディーに心が慰められてスピリチュアルな体験をすることは，家族や友人にもできることである．

2）性別，年齢，経験の種類・多少，背景

　スピリチュアルケア・ワーカーの性別，年齢，経験の多少，経験の種類などが，スピリチュアルケアの質を左右する場合がある．スピリチュアルケアはスピリチュアルケア・ワーカーの人格と患者との触れ合いを通して行われるものである．そこで患者とケアワーカーとの関係がケアの質を左右する．患者は信頼できる人であるか確かめるため，スピリチュアルケア・ワーカーの人格，価値観，受容力などを間接的にテストすることがある．自分の罪責感のもととなっている経験，たとえば，自分の自殺未遂の経験や堕胎経験，子供との骨肉の争いや放蕩三昧の経験などは，誰れ彼となく告白できるわけではない．患者は自分の苦い経験を少しだけ口に出してケアワーカーの反応をテストする．患者が苦い経験をどこまで開示できるかは，患者とケアワーカーとの信頼関係に左右される．そこでケアワーカーにとって重要なことは，患者と自身の間の信頼関係の幅の広さ・深さ・質などを承知していることである．それと関連して信頼関係の質を決定する自身の性格特性を，ケアワーカー自身が認識していることは重要である．またケアワーカーは自身の性別・年齢といった生物学的特性も，たとえば同性に心を開きやすい患者のケアに有用するといった生かし方を考えたり，経験なども自分の特徴として認識して生かしていることが重要である．すべての人が完全なケアワーカーになれるわけではなく，ケアワーカーそれぞれが，自身の負ってきた経験を生かしたケアを行う努力を常に意識して行うことが必要である．

3）患者とケアワーカーとの関係

　スピリチュアルケア・ワーカーにとっての最大の課題は，患者との信頼関係の形成である．

先ほど述べたように信頼関係がなくてはスピリチュアルケアは不可能であるからだ．信頼関係を作り出すものは，ケアワーカーの心の開示・受容性・優しさ・寛大さ・純粋さなどであり，これがケアを受ける者の心を開き，苦痛・疑問を投げかけることができる場（関係，空間）を生みだすのである．感性が鋭いケアワーカーは，患者の心の深みを十分に汲み取る能力が冴えているといえる．また患者自身の生得的特質・人生体験の内実の程度による．

5・2 スピリチュアルケアのアセスメント論

5・2・1 スピリチュアル・アセスメントの必要性

現在，日本語のスピリチュアル・アセスメントの定まった方法はないが，臨床的必要性は高く，たとえば，米国精神医学会の『精神疾患の診断・統計マニュアル第4版』（DSM-IV）では，宗教およびスピリチュアルな事柄に関する診断項目が扱われている[1]．診断の基準についてさまざまな視点から議論，検討され，いくつかの試案が出されている[2)~4)]．その一方，そもそもアセスメントすること自体の是非を巡っての議論がある．ここでは，アセスメントの必要性を認めたうえで，いくつかの問題を取りあげて検討したい[5]．まず下記にスピリチュアル・アセスメントの必要な理由についてまとめる．

1）スピリチュアルペイン（ニーズ）を発見，認定，評価の必要性

スピリチュアル・アセスメントは患者のスピリチュアルペインが何かを評価するものである．ペインの原因・内容・強弱が評価されることでケアの具体的目標が明らかになる．スピリチュアルペインのアセスメント（評価）は評価する人の人生経験・価値観・認識方法・感性な

---

1) 米国精神医学会編（1994）『精神疾患の診断・統計マニュアル第4版』医学書院．
2) 窪寺俊之（1992）スピリチュアル・アセスメントを取り巻く問題の一考察．神学研究 第48号，19-43頁．
3) 氏原 寛（1992）心理アセスメント（総論）．氏原 寛，小川捷之，東山紘久，他・編『心理臨床大事典』培風館，416-420頁．
4) Paul W. Pruyser（1976）"The Ministers As Diagnostician", Westminster Press（ポール・プルイザー（2004）／斉藤 武，東方敬信・訳『牧師による診断』，すぐ書房）．本書にて著者が診断を医療モデルで行う点には，スピリチュアル・アセスメントの視点と同じではないが，牧師の働きについて次のように述べている点はスピリチュアルケアに携わる者にも教えられる点である．「心理療法家の眼で見るまえに，牧師として，たとえばその人が神のめぐみをどのように理解しているのか，絶望していることはないか，神に対する信頼をこころの奥底でぐらつかせてはいないか，かれの信仰や疑いはどのような性質のものなのか，ひょっとしたら敬虔な口調で話してはいるが，それはこころの奥で自分の責任を回避し，反抗心をいだいていることの表われであるのかもしれないといったことを熟慮して，まずその人の宗教的状況を理解しようと努めないのだろうか．」41頁．
5) 世界保健機関（WHO）は，現在，スピリチュアルケアのための予備調査を行なっている．その方法はWHOQOL-SRPBとして公表されている．

どと密接に関わっているので客観的アセスメントは困難である．そこでアセスメントの方法が標準化されるならば，患者のスピリチュアルペインがある程度適切に評価されてケアにつなげられるメリットがある．しかし，スピリチュアルペインのアセスメントは患者の生活の質（QOL）を高める目的で行うのであって，スピリチュアルケア・ワーカーがケアのために強要したり，あるいは義務化して行うべきものではない．アセスメントの種類・方法にもよるが，アセスメントが患者の魂の傷・挫折体験・性格的弱さに触れる内容を含む場合には，配慮が必要である．

2）アセスメントによるペインの認知

スピリチュアルケアはスピリチュアルペインの認知からはじまる．すなわち一連のスピリチュアルケアは，ペインの認知→ペインの評価→解釈→ケア計画→ケアの実施→ケアの評価という流れとなる．

スピリチュアル・アセスメントの対象はペインである．患者のスピリチュアリティ（人生の土台・枠組み・価値観）に注目して患者の超越性や究極性を見つけ出す．患者の超越性が断絶・希薄になり，究極性が欠除していることを評価する．患者の苦痛（ペイン）を認知することからはじめて評価する．特に苦痛の種類・強弱を評価し，その内容を解釈し，それをケアにつなげていく．ケアは一般にはチームで行い，一回のケアには傾聴のための時間が必要であり，複数回のケアが必要となる場合が多い．そこでケアはスピリチュアルケア・ワーカーがチームを組んで役割を分担し，長期的計画を立て，ケアを続けつつ，そのつどケアの結果を評価しながら進めることが望ましい．ケアの結果・評価はケアに直接に関わる者も，間接的に関わる者も見ることができるシステムになっていることが望ましい．

3）医療制度上のスピリチュアルペイン確定の必要性

現在，スピリチュアルケアが十分な社会的認知を得られていない理由の一つは，スピリチュアルペインが客観的事実によって認定されていないことによる．エビデンス・ベースド・メディスン（EBM）が主張されている今日では，医療者の中にもスピリチュアルペインの存在を客観的データーとして提示することを求める人が多くなっている．このような状況の中ではスピリチュアルペインを客観的データーとして提示できるアセスメント方法が必要になってくる．スピリチュアル・アセスメントが可能な客観的方法が開発されるならば，それはケアの具体化への一歩になるはずである．これはスピリチュアルケアの医療報酬制度の制定につながるだろう．したがって，スピリチュアルケアの成果を目に見えるデータとして示し，医療報酬による支払のシステムの確立のためにも，アセスメントシートの開発の必要性は否めない．一方，現実的には客観的データーとしてアセスメントできるものは表層的なものに限られ，魂の深みの実存に触れるものはそもそもアセスメントできないという根本的な問題は残る．

5・2・2　スピリチュアル・アセスメントの視点と対象

　現場でスピリチュアルケア・ワーカーとして活動している人たちは，自分の経験に基づいた自分なりのアセスメント方法を持っていることが多い．その具体的方法は，ケアワーカーの経験と勘を頼りにしているのが現実である．ケアワーカーの感受性と経験を頼りにしているので，評価結果は個人差が大きく，かつ，客観性に乏しいという欠点をもつ．客観的アセスメントの方法を構築するには多くのデーターを集めて学問的議論を重ねる必要がある．残念ながら現在のところこのような研究はまだ，なされていない．ここではアセスメントのために必要な視点について，ペイン，ニーズ，ディメンション，ファンクションの4つをあげて考察したい．

1）ペイン（苦痛）[6]

　ここでのペイン（苦痛）とは，一般的には感情を伴うもので，死の不安，深い罪責感，生きる意味の喪失からくる虚無感などである．また，人間関係の不和・断絶からくる孤独感・疎外感，あるいは将来を失った絶望感，空虚感，不信感，寂寥感，無力感なども含まれる．このような感情をペイン（苦痛）と呼ぶ．

　ペインを感じ取る具体的アセスメント対象としては，患者の表情，声の調子，セリフ，態度などがあげられる．

2）ニーズ（必要）

　ニーズとは，人が生きるために当然満たされるべきものが満たされない状態にいることである．たとえば，食物に欠けた状態は食欲というニーズ状態になり，空腹を満たすことでニーズは満たされる．では，スピリチュアルなニーズとは何か．人は死に直面したり重篤な病気になると，死を恐れ，死後のいのちに不安をもつ．このような死や死後への不安・恐怖心は天国・極楽浄土などを信じる信仰によって満たされることが多い．また，肉体的生命が死後は望めないが，精神的な生，つまり「いのち」を理解することで満たされることもある．あるいは，たとえば歴史の中に遺した足跡・業績や，家族・友人などの心の中に記憶として残ることで満たされることがある．このような満たされたいニーズをアセスメントできると，それを満たす道を見つけ出すことが可能になる．しかし，ニーズはしばしば非常に個人的であり，したがってその満たし方も個人的であるために，ニーズを満たすことに困難を伴うことも多く，場合によっては，このニーズを満たすことができないこともある．特に死に直面しての孤独感・疎外感，死後のいのちへの不安，深い罪責感といったペインは，患者自身の生い立ちとも関わっている

---

[6] 窪寺俊之（1996）スピリチュアルペインを見分ける法．『ターミナルケア』6（3），196-198頁．スピリチュアルペインの評価として，10項目をあげた．①病気の受け止め方，②苦難・苦痛への態度，③宗教観，④神観・仏観，⑤死生観，⑥自然観・宇宙観，⑦家族・両親・兄弟姉妹への思い，⑧医療者・看護者との関係，⑨自己反省・内省化，⑩自己肯定か否定か，である．

ので，簡単にニーズを満たすことができない．このような場合では，個々のニーズを満たすことがケアの目的にはならない．むしろ，患者の存在全体に寄り添い，患者の心と一緒に揺れ動きながら，患者のスピリチュアリティと向き合うことがケアの目的になる．

3）ディメンション（側面）

人間がもつ特性の一つであるスピリチュアリティ（霊性）が，患者の中にときどき垣間みられる時がある．たとえば日常生活では宗教には全く無関心である人が生命の危機に直面して「占い師」を頼ったり，「神棚に手を合わせたり」するのは，その表れである．病床にあって突然幼い時に教会に通ったことを思い出したり，寺の境内で遊んだことを思い出したりするのも，それである．患者本人は宗教に意識的には関心がないにもかかわらず，無意識に神仏への関心を示すことがある．ディメンション[7]とは，このように生命の危機に直面して一瞬見せる神的存在への関心である．このような一時的，無意識的関心が患者のスピリチュアリティを現すことがある．これはスピリチュアルな側面が見えたといえる．このような側面は，そのほかにも明確に信仰などもたないのに，宗教的閑話を聞くのが好きとか，仏壇の前に立つと安心してくるとか，人生を支配しているものを信じているとか，宇宙には大きな法則が支配しているとか，世の中には一つの秩序があると信じているとかいう場合にも当てはまる．このようなスピリチュアルな側面を的確にキャッチし，アセスメントしていく．

4）ファンクション（機能）

ファンクション（機能）は「2・5・9　機能としてのスピリチュアリティ」でも述べたように，スピリチュアリティが果たすことのできる役割の一つである．スピリチュアリティは人間に生得的に備わり，かつ生育の過程で養われていくものである．特に生きる危機に直面した時に顕著に覚醒して，危機によって存在が揺れ動かされ，失っている人生の目的・意味・価値などの生きる土台や枠組みを与えるものである．たとえば，大学受験の当日，親が子どもに「お守り」をもたせてやる．こどもはその「お守り」が有難いもので，受験に成功する気がするのは，「お守り」が安心・確信・希望を与えるからである．スピリチュアリティはこのような危機と深く関わり「人間らしさ・自分らしさ」が失われそうになる時に機能する．このように生きることが危機に襲われたとき，機能するので，自己保存・自己防衛機能をもっているといえる．

5・2・3　スピリチュアル・アセスメントの方法と課題

海外ではスピリチュアル・アセスメント・シートの開発も進んでいるが，日本では日本文化

---

[7] Roger Detels, James McEwen, Robert Beaglehole and Heizo Tanaka（2004）"Oxford Textbook of Public Health, 4th edition", Oxford University Press, p.1911．ここには健康を取り巻く要因には3つあることを述べて，個人，環境，健康に関わる社会的サービスであるという．特に個人に関わる問題として生活上の問題，遺伝的問題，霊的側面があげられているが，ここでは心の問題，精神的問題などを含む広い概念で扱われている．

に根ざした独自のスピリチュアル・アセスメントの方法についての研究は，いまだになされていない．日本文化・自然・地域に生まれ育ち，終末期のがんにかかった人たちへのスピリチュアルケアは早急に必要である．このような状況の中で，具体的アセスメントの方法論を提示することは困難を伴うが，本書では，アセスメントの方法論を構築するための簡単なロードマップを記しておきたい．

アセスメントの方法論はアセスメントの目的・意味などについて考えていきたい[8]．

1) スピリチュアル・アセスメントの目的／意味

スピリチュアル・アセスメントの目的は何か．L・スペリーはスピリチュアル・アセスメントを行う理由を5つ記している[9]．第1は，クライエントがもつスピリチュアルなものへの関心の有無を把握する．第2は，クライエントがもつスピリチュアルな関心が健全なものかを判断する．第3は，クライエントのスピリチュアルな関心を病気の癒しに活用できるか判断する．第4は，クライエントのスピリチュアルな欲求は医療行為の中で取り組むべきものかを判断する．第5は，スピリチュアルケアがクライエントにとって有効に働くかどうかを判断する．スピリチュアルケアの具体的な働きのためにはアセスメントすることで，活動の焦点を決定する必要がある．すなわち，スピリチュアルケアの目的に沿ったアセスメントが必要である[10]．

スピリチュアル・アセスメントの意味は，適切なケアをすることであり，そのためにはアセスメントの対象を明確にする必要がある．アセスメントの対象はスピリチュアルペイン（霊的苦痛），スピリチュアルニーズ（霊的必要）なのかといったことである．CJ.ファーラン，G.フィチット，JD.フイーリング-エンブレン，JR.ブルクの4人は「スピリチュアル・アセスメントと介入の為のモデルの開発」という論文の中で，アセスメントする対象として，哲学・神学・生物学・心理学・社会学の5つの領域からアセスメントの項目を選択することを提案している[11]．

2) スピリチュアル・アセスメントの方法

a) ケアワーカーの個人的経験からの判断

現在，アセスメントのための客観的方法は確立されていない．そのために実際のケアの現場では，ケアワーカーの個人的経験や勘を頼りにアセスメントがなされているのが現状である．個人的経験や勘に頼っている現状では，ケアが個人的色彩の強いものになって，普遍性をもつ

---

8) 下山晴彦（2005）『アセスメントのすすめ方』臨床心理学5（5）（通巻第29号）金剛出版，692-698頁．
9) レン・スペリー／平林栄一，飯森眞喜雄・訳（2007）『臨床実践のためのスピリチュアルセラピー』三輪書店，124頁．
10) WHO QOL-SRPBは世界保健機関がスピリチュアル・アセスメント・シートとして作成したものである．SRPBとはspirituality, religiousness and personal beliefsの頭の文字をとったものであることからもわかるように，スピリチュアリティ，宗教性，個人の信仰と生活の質の関連を測るものとして制作されている．
11) Carol J. Farran, George Fitchett, Julia D. Quiring-Emblen, and J. Russell Burck（1989）"Development of a Model for Spiritual Assessment and Intervention" Journal of Religion and Health, Vol.28, No.3, pp.188-189.

ケアの可能性が開かれない．具体的スピリチュアルケアは，患者との信頼関係が深く関係してくる事実はあるが，その事実は，客観的・普遍的アセスメント・シートの創案を否定するものではない．現在，それぞれのケアワーカーの体験を互いに共有するためのシステムを作ることも必要であり，学会・研究会が，アセスメントについての研究を促進する働きをしたり，ケアワーカー同士が経験や情報の共有化に向けて協力することも求められる．

b）スピリチュアル・アセスメント・シートによるアセスメント

現在，日本では標準化されたスピリチュアル・アセスメント・シート（質問表）はない．患者のスピリチュアルペインをより適切にアセスメントできるシートがあれば，それは，ケアする人に非常に有益である．ペインを適切に見つけ出せるならば，ケアを適切に行う可能性が生まれるからである．シートを使用することで，すべての項目にわたってアセスメントでき，アセスメントする人の個人差による見落としが少なくなる．またアセスメント・シートから得られた情報を積み重ねることで，将来それが統計的資料となることも考えられる．そしてそれはエビデンスとしての価値をもってくると考えられる．しかし，現在のところ，信頼できるアセスメントシートは存在しない．

c）面談法

患者に直接面談してスピリチュアルペインの状態をアセスメントする方法である．アセスメントのために特別の場所，時間を設定する場合もあれば，患者のベットの脇で実施することもある．スピリチュアルケアの重要性が一般的に認知されている施設では，スピリチュアル・アセスメント目的で場所・時間を設定し面談することができるようにしているところが多い．

d）観察法

特別にアセスメントのために場所，時間を設定せずに，患者の日常生活の中に溶け込んだスピリチュアルな側面を観察する方法である．患者の言葉や生活習慣（朝昇ってくる太陽に手を合わせている，食事の時に食事の感謝をしている，クラシック音楽・賛美歌・癒し系音楽を聞く，病室にマリア様の像や『聖書』『般若心経』などを置いている，朝夕黙想する，などを観察する．このような生活の中に根ざした習慣を注意深く観察することで，患者のスピリチュアリティをアセスメント（評価）するための情報を得ることができる（「5.2.7　観察的アセスメント」参照）．

e）その他の補助法

そのほかのアセスメントの補助となる方法として，たとえば，一緒に音楽を聴きながら感想を話し合い，その中で患者がどのようなものに人生の土台や価値を置いているか，あるいは，スピリチュアルな事柄への関心や感受性などを判断することもできる．このようなアセスメントの仕方では，アセスメントする人の感受性が重要な役割を果たすので，日頃からスピリチュ

アルな事柄への関心や感受性を磨いて，気づきの力を高める必要がある．

　最近テレビや読書界で話題になっている『千の風になって』を利用して，一緒に歌詞を読んで死後の生命のことを語り，患者の死生観をアセスメントすることも一つの方法である．特に『千の風になって』は死後の世界を魂の消滅や天国・地獄などには求めず，むしろ，生きている人たちの間に生き続けるという死生観が見られるので，読む人を明るくする効果もあるようである．

　このようにアセスメントには多くの方法があると考えて，自分なりに工夫することが必要である．

3）スピリチュアル・アセスメントの時期

　先に触れたようにアセスメントにはいろいろな方法があるので，適切な時期に適切な方法を用いて，複合的に行うのがよいと思われる．まずはアセスメントに不可欠な患者との信頼関係作りからはじめる．この時期は日常生活の中で患者の様子を観察し，信頼関係を形成する時期（準備期）である．次にアセスメント・シートなどを使ってじっくりと対話しながらスピリチュアルペインをアセスメントする（アセスメント期）．その後，時間をかけながら観察する（観察的アセスメント）．このようにアセスメントを三期に分けて患者の状況に応じたアセスメントを行う．

　第一の準備期は，アセスメントのための状況づくりであって，患者と信頼関係を作ったり，患者の日常生活を観察しておく．その準備期があってのち，アセスメント期に時間をゆっくり取って適切にアセスメントを行う．事後期は継続しながら観察して，アセスメントが適切だったかを検討，評価する．

4）スピリチュアル・アセスメントの客観性と主観性

　アセスメント・シートを使用したとしても，言語表現が必要なアセスメント・シートでは，アセサー（評価者）と患者との信頼関係が介在するので，本当の意味での客観性を得ることは困難であろう．スピリチュアリティが人格の深い底にあるものと考えると，その底にあるスピリチュアルペインやニーズを引き出すのは両者の信頼関係である．その信頼関係は流動的なので，常に客観性を保つことはできない．しかし客観性がないからといってアセスメント・シートが無意味とはいえない．

　現実のスピリチュアル・アセスメントでは，複数の医療者の観察結果やシートの使用などを総合して行われる．より客観的な判断のためには単独のアセスメント方法で判断するよりも，複数の方法を用いて総合的にアセスメントを行うことが望ましい．そのためにスピリチュアルケア・ワーカーは，複数の人の意見に耳を傾けながら適切なアセスメントができるような環境を作っておくことが望ましい．同時に自分なりの経験と知識を積み重ね，検証し，自分個人の特異な方法を開拓して，臨床の場で使用できるように磨いておくことも必要である．

5）スピリチュアル・アセスメントの多様性

　スピリチュアルケアにおけるアセスメントは，本質的には客観性を保つことができにくいので，むしろ主観的であることの中での意味を見つけだす必要がある．アセスメントする人によって，その結果が異なることは，客観性を求める点からは問題であり，この事実はアセスメントの有効性を否定することになるかもしれない．しかし，アセスメントの結果に多様性があることは，それだけのスピリチュアリティ自体に幅と深みがあることを示しているとも解釈できる．多角的方面・視点からのアセスメントが可能であることで，かえって，患者の多様性に対応することが可能になる．患者と評価者との信頼関係が深ければ深いだけ，その信頼関係があるところでしか観察できない，より実存的側面を患者は見せるであろう．

6）スピリチュアル・アセスメントの困難性

　氏原　寛[12]は心理アセスメントについての記述で共感的理解と診断的理解およびアセスメントする人の主観性について触れている．

　スピリチュアル・アセスメントの困難性は，目に見えない心の中のペインを評価しようとしている点にある．人生の目的の喪失・死後のいのちの疑問・苦難の意味・罪責感などのスピリチュアルペインを抱えていても，それを誰れ彼れとなく無差別にたずねる人は少ない．スピリチュアルペインは心の奥深くに抑圧されることが多く，聴き手を選んで表出されることが多い．そこで患者の表情・態度・言動などを手がかりにしてスピリチュアルペインの有無・種類，程度を推察することが多い．その推察をもとにして，次に十分な時間をとりながら，患者に寄り添い，傾聴する中でアセスメントが行なわれることが多い．

5・2・4　スピリチュアル・アセスメントの可能性

1）見えない対象の評価は可能か

　先に述べたようにスピリチュアル・アセスメントの対象（ペイン）は直接目に見えない．またスピリチュアル・アセスメントの現在標準化された方法が確立していない．そこで患者の言葉・表情・態度を見てアセスメントしている．この方法は患者のスピリチュアルペインを直接アセスメントするものではないので，本当の意味ではペインの適正なアセスメントになっていない．つまりスピリチュアルペインのアセスメントは不可能ということになる．しかし，専門職としての訓練を受けることで，アセスメントする人の共感性は深まり，幅の広いものに成長していく．十分な訓練を受けたスピリチュアルケア・ワーカーによるアセスメントは，具体的ケアを行ううえでの貴重な情報を得る手段になる．臨床に役立つアセスメントは客観的情報ではないにしても，十分有益なものである．

12）氏原　寛（1992）心理アセスメント．氏原　寛，小川捷之，東山紘久，村瀬孝雄，山中康裕・共編『心理臨床大事典』培風館，416-420頁．

2）抑圧されたペインの表出と評価は可能か

　スピリチュアルペインは，人生の挫折体験や失敗体験などと結びついていることが多い．このような挫折や失敗はしばしば意識の表面に出るよりも，無意識下に抑圧されることが多い．そこで患者の言葉・表情・態度に見られる不安・恐れ・孤独感・無力感・虚無感などをきっかけにしながら，心の奥や無意識下に抑圧しているスピリチュアルペインを表出させる工夫が必要である．患者の身近に置いている家族写真・旅行写真・記念の写真を話題にしたり，あるいは患者の人生経験に十分心を傾けながら患者の人生を支えてきた枠組みや土台，また価値観などを引き出すことも一つの方法である．その支えてきた人生観などが十分機能できていないと考える．このようなスピリチュアルペインを表出させながらアセスメントすることは工夫しだいで可能である．抑圧されたペインをどのように表出させて評価するかは非常に困難な作業である．

3）アセスメントと患者との信頼関係

　より適切なアセスメントの実現には患者とケアワーカーとの信頼関係が前提条件になる．患者は信頼する人にでなければ，スピリチュアルペインを表出することはしないであろう．患者とケアワーカー（アセスメントする人，アセサー，評価者）との信頼関係はケースごとに異なる（信頼関係の形成には時間，経験，立場などが影響する）．そのために，アセスメントの結果に大きな差が生じてくる．アセスメント・シートがなくて個人の経験と勘だけを頼りにしてアセスメントする状況で，ある評価者は全くスピリチュアルペインがないと評価したけれども，別の評価者はペインがあると評価した，といったように異なった場合，そのようになった理由は，アセスメントする人と患者の信頼関係が評価に大きく影響したと考えられる．このようにアセスメントには，患者との信頼関係の形成が前提として必要になってくる．

4）アセスメントする人の人格的成熟度が関係する

　スピリチュアル・アセスメントには，アセスメントする人の人生体験や人との関わり方，話し方，受け止め方など人格的要因が大きく影響してくる．また，宗教をもつ人ともたない人でも，患者の評価は変わってくるだろう．宗教をもつ人は自分の宗教体験から患者のスピリチュアルペインを敏感に感じとることができることも多い．スピリチュアルペインは特に人格の深いところと関わるので，アセスメントする人の人格的成熟度が大きく関わってくる．アセスメントする人の温かさ，受容的態度は，患者の内面的声を聴き取る能力を生み出すものである．

5）医療現場の忙しさの中でアセスメントは可能か

　医療現場は治療，処置で多忙である．患者自身も重なる治療を受けるのにスケジュールは埋まっており，自分の時間さえとれない．そのような状況のなかで，ゆったりとした雰囲気をつくり，じっくりと患者もケアワーカーも信頼関係を作りながら，心の奥にあるペインやニーズをアセスメントすることが可能だろうか．このことを考慮すると，もしアセスメント・シート

を使用するのであれば，そのアセスメント・シートは時間がかからないものであることが望ましいであろうし，アセスメントを行う時間と機会の確保にも工夫が必要であろう．

5・2・5 アセスメント・シートを使用することの功罪

もし，今後，アセスメントの精度，適切性，信頼性の高いスピリチュアル・アセスメント・シートが開発されたとして，予測されるアセスメントシートを使用することのメリットとデメリットについて述べる．

1）メリット

a）補助手段としての有効性

アセスメントの対象が，苦痛（ペイン）・必要（ニーズ）・側面（ディメンション）・機能（ファンクション）のうちのどれであるとしても，アセスメントシートはケアを適切に行うための一つの補助方法として有効である．適切なアセスメントはケアの焦点を絞って，効果的で具体的なケアを可能にする．

b）患者のスピリチュアルな苦痛を明らかにする

アセスメントシートの聞き取りから得られた結果は，患者のスピリチュアルな苦痛を明らかにするものである．患者のスピリチュアルペインが明らかになれば，ケアの具体的案を作ることができる．すなわち，スピリチュアルペインを明らかにできてこそ，具体的なスピリチュアルケアの実践の成果を示すことができる．スピリチュアルケアが患者のスピリチュアルペインの緩和に有効だと認識されれば，次に，ペインの緩和の方法が模索されていくであろう．このように，スピリチュアルアセスメント・シートによる客観的なデータの集積と提示は，スピリチュアルケアの発展のために必要である．将来的には，スピリチュアルケア全体の研究を促進することにつながる．

c）スピリチュアルケアの一般化傾向へと導く道

現在，スピリチュアルケアはチャプレンや特別の教育や訓練を受けた人しかできないとの印象を与えている．しかし，標準化されたアセスメントシートが作られてアセスメントが適切になされ，患者のスピリチュアルな問題が明確化されるならば，スピリチュアルケアが今よりも幅広い人たちによって実践されてくる可能性が生まれよう．

d）スピリチュアルケアへの医療報酬支払い制度整備への牽引力

日本では現在，スピリチュアルケアは一部の宗教立病院で行われているにすぎない．それらの病院は病院設立の理念にキリスト教の福音や仏教の精神の実践という使命がある．宗教立病院では身体的生命の治療と精神的生命（いのち）の健全化に価値を置き，両者への働きを病院

の使命としてきた[13]．日本ではわずかな宗教立病院でのみ，病院設立理念に立ってスピリチュアルケアの実現化が可能であった．しかし，肉体的病気の治療を使命とする国公立病院では，残念ながらスピリチュアルケアがなされてこなかった．スピリチュアルペインが認知されて，スピリチュアルケアの必要性が理解されるためにはペインが客観的事実としてあらわされる必要がある．そうされることで医療制度上，スピリチュアルケアの実施への制度的整備化が進むと考えられる．

e）補助手段

スピリチュアル・アセスメントは同時にケアの一助にもなる．アセスメントの一つの方法としてアセスメント・シートを使用すると，使用すること自体がケアの一助になる事実がある．たとえば，アセスメントシート項目には，患者の人生観，死生観のみならず，普段問題にしない死・死後の生命，悔い，罪責感，生きる目的，苦難の意味についての質問項目がある．今まで直接患者に訊ねることに躊躇していた質問項目についても，質問項目として訊ねることができる．患者にとっても，死，死後の生命，罪責感など非常に個人的実存的問題について目を向けるきっかけとなり，結果的にアセスメントの項目について質問し，会話することが契機となって，患者と普通話し合うことが少ないテーマについて話し合うことができる．つまり，アセスメント自体が実際のケアにもつながり，ケアの一部をなすことも多い．

2）デメリット

a）スピリチュアル・アセスメントの項目以外のものが排除される可能性[14]

スピリチュアル・アセスメントの困難性の一つは，個人のスピリチュアリティの多様性にある．たとえば人生の目的といっても，社会的成功や自己の理想実現ばかりではない．愛する人の幸福に役立つことや貧困に苦しむ人を助けることを人生の目的としている人もいる．また唯，人を喜ばせることを人生の目的としている人もいる．さらにはまったく内面的充実感を追い求めている人もいる．そのうえ，人生の目的が生活の多様な領域とつながっているので，アセスメントの項目は簡単には決定しにくい．ある項目で人生の目的についてのアセスメントが可能だと想定しても，患者が意図されたようには項目の質問を理解しない場合がある．このような

---

13) 淀川キリスト教病院は，1968年にアメリカの宣教師，F.ブラウン医師によって創立された．当初から全人医療を病院の使命と考えてきた．その使命は次の言葉の中に表現されている．「淀川キリスト教病院の全人医療とは，からだと心と魂をもつ人にキリストの愛をもって仕えることです．」

14) Joseph P. Cassidy, Douglas J. Davies (2004) "Cultural and spiritual aspects of palliative medicine" Derek Doyle, Geoffrey Hanks, Nathan Cherry, Kenneth Calman, ed., "Oxford Textbook of Palliative Medicine" (Third edition), Oxford University Press, p 956．この論文では，スピリチュアリティが個人的要因に強く影響される事実を重くみて，一つのスピリチュアル・アセスメントシートで適切なアセスメントができるかどうかを疑問視している．アフリカ系アメリカ人，フェミニスト神学者たちが考えるスピリチュアリティが，白人男性のスピリチュアリティとは異なることや，子どものスピリチュアリティ，AID患者のスピリチュアリティ，身体障がい者，精神的弱さや病をもつ人のスピリチュアリティが，健康な大人のスピリチュアリティとは異なることが言及されている．筆者はこの論文の指摘には同意する面もありながらも，アセスメントの多様性を生かすことで解決できると考える．むしろアセスメントの必要性を認めて，細かい問題点はこの後の議論を重ねる中で解決を求めることが必要であると考える．

困難性がアセスメントにはつきまとうことを十分理解する必要がある．このような困難性があることを理解することで，性急なアセスメントを避けることができる．

b）スピリチュアル・アセスメント自体が不可能だという立場

スピリチュアリティを人間存在の核と解釈する立場から，アセスメントの項目を抽出すること自体が，不可能なことをしているとする意見がある．スピリチュアリティを人間存在の核として理解すると，スピリチュアル・アセスメントにおけるカテゴリー化，分類化は，それ一つを全体として理解すべきものを分割化して理解しようとしているということになる．スピリチュアルケアは患者自身と一緒に悩み苦しむことであり，患者をアセスメントの対象と見ること自体がおかしなことであるとされる．

c）全体的存在である人間を部分化してしまう可能性

スピリチュアリティは人間存在の全体性に関わることである．アセスメント・シートを用いることは，存在のある部分だけを切り取ることになる可能性があることが指摘されている．

3）望ましいアセスメント・シート

このようにスピリチュアル・アセスメントシートについてはさまざまな課題がある．もし，望ましいアセスメントシートが創案されたと仮定して，理想的シートとはどのようなものであろうか．以下，非常に実際的視点から見たときの望ましいアセスメントに必要ないくつかの条件をあげてみる．

① 使いやすい（時間がかからない，だれでも使用できる，結果が出しやすい）
② 誰が使用しても同じような結果を得ることができる（客観的結果を得られる）
③ 患者に精神的，肉体的負担を与えない
④ 行動・態度観察式のほうが質問紙式より望ましい（患者への負担が少ない）
⑤ ケア（癒し，苦痛緩和）としても役立つもの（アセスメント自体がケアの一部となりうる）

5・2・6 観察的アセスメント

観察的アセスメントの対象を以下にあげる[15]．

1）表情

患者の表情によってその日の魂の状況がわかることが多い．病気の急変，検査結果の悪化，医師から悪いニュースを知らされた時など，患者の表情は明らかに落ち込んでいたり，暗い．

---

15) Neville A. Kirkwood（1995）"Pastoral Care in Hospitals" Morehouse Pub co., p.37. 本書にてキルクウッドは，非言語的コミュニケーションの指標として，顔の表情と態度，声，身体の振る舞い，ジェスチャーなどをあげている．

病状の悪化で人生は，不安と恐怖に満たされる．表情から適切に患者の魂の状況をアセスメントする必要がある．その際，患者の人生を支える土台や枠組みがどこにあったかに注目して，患者のスピリチュアルニーズを観察するとよい．

2）声

　声の調子も患者の心の状態を示していることが多い．患者の声の調子の変化をみるには，普段の声の調子を観察しておく必要がある．明るい喜びの声もあれば，小さく暗い落ち込んだ声もある．将来への不安や襲いかかる病気に怒りをぶつける場合もある．患者の日常生活を十分に観察していると，普段の生活との相違に気づきやすい．

3）態度

　医療者，家族などへの態度も患者の魂の状態を示すものである．患者が医療者に直接攻撃的態度を示すことは少ないが，患者が示す医療への不信，非協力的態度にスピリチュアルペインが現れるものである．患者の孤独感・虚無感・無力感はスピリチュアルペインから生ずることが多い．また，このようなスピリチュアルペインを開示できないでいる態度も表面に現れるものである．

4）身の回りの品物など

　患者の身の回りの品物も魂の様子を示すものである．テレビの娯楽番組を楽しそうに見ていたり，新聞や週刊誌や小説などを読んでいる時は精神的余裕がある．しかし，ひとりぼっちで家族の写真などを見ていたり，しみじみと亡くなった連れ合いなどの話をする場合などは，患者の魂が落ち込んでいる場合がある．幼くして亡くなった子どもの写真などを見ている時などは，未来の再会を夢見ているのかもしれない．ここにはスピリチュアルニーズがみてとれる．このようにスピリチュアル・アセスメントには，観察力・想像力が求められる．

5）生活習慣

　患者のなかには毎朝昇ってくる太陽に手を合わせることを習慣にしている人もおり，また，食事時に目に見えない大きな生命のカミに手を合わせて感謝をする人もいる．また，病室にマリア像・お守りや『聖書』『般若心経』などを置いている人もいる．このような生活の中に根ざした習慣を注意深く観察することで，患者の大切にしているものや人生の土台や価値などをアセスメント（評価）する助けになる．

6）その他の補助

　アセスメントにはその他の方法が考えられる．たとえば，一緒に音楽を聴いたり，朗読テープを聞いたり，あるいは外の景色を眺めながら感想を話し合い，その中で患者のスピリチュアルな関心を見つけ出しアセスメントすることができる．病室の窓から夕日の落ちていくのを眺

めながら，人生を振り返ったりする．また見舞い客が持参した花を見ながら人生を振り返る．その振り返りに患者の人生への感想や思いが出ていて，そこに患者のスピリチュアリティ（人生の土台・枠組み・価値観）を見ることができる．アセスメントには多くの方法があるので，自分で工夫するのがよい．

5・3 スピリチュアルケアの場所・時

5・3・1 ケアの場所

スピリチュアルケアの場所は，病室，待ち合い室，面談室，院外，野外と多々あり，特定な場所に限らない．患者が安心して心を開示できるところであれば，どこでも可能である．スピリチュアルペインは，しばしば，挫折体験や失敗の経験などと関わり，不安や恐れが伴うものであるので，患者が安心して話せる場所がよい．しかし，場合によっては混雑する救急治療室に運ばれた人の側に寄り添ってスピリチュアルケアをする場合もある．患者・家族の居るところはどこでもケアの必要な場所と考える．

5・3・2 ケアの時（設定，不設定）

スピリチュアルケアを行う「時」については2つのケースが考えられる．時間設定をする場合と不設定に行う場合である．患者にとっては決まった日の決まった時間にケアワーカーが来てくれることが生活リズムを作るうえでは望ましい．しかし，ケアワーカーが患者が望む時にはいつでも自由に面談できるような状態にあることも必要である．これについては常勤のケアワーカーがいる場合といない場合とは，患者が必要とする時の対応の仕方が異なるであろう．患者の立場からすると常勤のケアワーカーがいることが望ましい．なぜならば，いつでも相談できる体制が整っているからである．特に，一般に終末期患者は体力的にも精神的にも衰弱が大きいので，患者の容態はいつ，どのようになるか定かでない．そこで患者の必要に応じて即時にケアワーカーが対応できる体制ができているのが望ましい．現状では常勤のケアワーカーがいる施設は少ないので，その場合は，患者の必要に応じて対応できるネットワークを作っておくことが必要である．

5・3・3 病状とスピリチュアルケアの時期

スピリチュアルケアの時期は，患者の健康状態に大きく左右される．終末期患者が疼痛で

苦しんでいる時は，医療的処置による疼痛緩和が優先されることが多い．疼痛が適切に緩和されて，患者の身体が一定の安定を得た時にスピリチュアルケアが行われることが多い．つまりスピリチュアルケアは意識が比較的安定している時に行われることが多く，意識が混濁していたり，低くなったり，あるいは意識がなくなった場合には，スピリチュアルケアが行えないこともある．しかし，救急で緊急治療室に運ばれてきた患者の場合は，心の備えのないままで診断結果が伝えられ動揺していることも多く，身体の状態の安定が得られていなくても，スピリチュアルケアは非常に重要な役割をするものである．

　スピリチュアルケアは患者と家族へのケアである．患者の身体的，精神的状態によって家族も揺れ動くことが多い．患者と家族は一身一体である．患者の病状によっては，患者へのスピリチュアルケアができない場合もあるが，その時には家族へのスピリチュアルケアを中心的に行うこともある．つまり，患者へのスピリチュアルケアと家族へのケアの時期は異なることもある．また，患者を中心にしながら家族が一緒に同席することで，患者と家族へのスピリチュアルケアが同時に行われることもある．

　以上のようにスピリチュアルケアの時期は，患者の病状によって大きく左右される．そして，スピリチュアルケアの方法も，患者へのケアと家族へのケアとの場合では異なるので，多様に対応できるよう，できるだけ多種多様なケアの方法を日頃から準備しておくことが大切になる．特に，スピリチュアルケアの方法は，信頼関係の中でなされる非常に人格的なものなので，普段から患者・家族と親密な信頼関係を作り，スピリチュアルケアを行いやすい関係を作っておく必要がある．そのうえでケアワーカーはケアを必要とする人の必要（ニーズ）に対応できるようなケアの具体的方法を身につけておく．

5・4 スピリチュアルケアのアプローチ法

5・4・1 言語的アプローチ（精神的・心理的アプローチ）

　主にカウンセリング的方法を使ってスピリチュアルケアを行う方法である．この手法ではなによりもまず患者の悩みや苦しみ，痛みに傾聴する．悩み，苦しみ，痛みが十分に共感されて，患者が受容されたと感じた時，スピリチュアルケア・ワーカーとの間に信頼関係ができあがる．信頼関係は患者の防衛機制を解除するので，心の深みに抑圧していたり，無意識の世界に押し込んでいた不安・恐怖・孤独感・虚無感・罪責感・恥・弱さを患者が見直せる機会を生み出す．また，患者が裸の自分を受け入れることができるようになると，心の中の弱さや叫びを，自分を超えたものに持ち出す勇気が与えられる．そこから自分を見直す機会を得て，超越的な

ものとの垂直的関係の中で自己を受け止め直すことができる．このような信頼関係の形成については カール・ロジャーズなどの共感的態度や受容などが多くの示唆を与えてくれる[16]．また，患者が自己をどのように受け止めるかは，認知に関わる事柄で，認知療法や認知行動療法などの理論が重要な助けになる[17]（「4・2　心理学理論に学ぶ」参照）．

5・4・2　身体的アプローチ

　身体的アプローチとは，患者の手や足など，身体の一部に手を触れることや，身体を一緒に動かすことでケアの心を伝え，スピリチュアルケアを行う方法である．ちょっとした触れ合いが患者には信頼感の伝達になり，また，支えとなることが多い．特に患者の心のショックが大きい場合には，言語的アプローチが意味をなさず，身体的接触によるケアの方が有効であることも多い．患者のみならず，身内の死に直面した家族の痛みには，ケアワーカーも言葉を失うほどの困難があり，その場合にも肩や背中に手を触れたりする身体的アプローチが有効である．

5・4・3　補助的アプローチ

　病院では，患者の時間に合わせて面談することが望ましいが，他の用事に忙しく，一人の患者のために時間的余裕がとれない場合もある．そのような場合には，小さな花，手紙，小冊子，絵はがきなどを送り届けることもスピリチュアルケアの一手段といえる．一枚のカードに込められたケアワーカーの思いが，患者に特別の意味をもって受け止められることがある．患者は自分への特別の配慮として感じて，直接，顔と顔を合わせられない場合でも，小さなものが大きな役目を果たすことがある．

5・4・4　時間・場所の共有

　スピリチュアルケアは，何かをすることだと考えるのは誤りである．むしろ，患者と一緒にいることが，孤独や不安から患者を支えることになる．静かに音楽を流しながら一緒に聞くことも，また，ベットサイドに居ることだけでも患者には安心感を与えるものである．終末期患者は意識レベルが下がってうとうとしていることも多いが，ひとりぼっちでいるよりも人の気配がすることでむしろ安心感をもつものである．一人で個室にいるよりも人の気配の感じられる場所を好む患者がいるのは，自分が孤独になる不安があるからである．

---

[16] カール・ロジャーズ（1966）『サイコセラピーの過程』岩崎学術出版社，125-128頁．
[17] 伊藤絵美（2005）『認知療法・認知行動療法カウンセリング』星和書店．

5·5 スピリチュアルケアの方法

5·5·1 面談

面談の方法には，個人的面談と集団的面談の二つがある．

1）個人的面談

　個人的面談は患者と二人だけで話し合うので，個人の内面的事柄について話すことができる．特に，死を前にして患者が個人的に整理したい事柄がある場合がある．倫理・道徳に反することや，批判の的になるような事柄について，患者が深く反省し悔いており，死を前にして告白しておきたいと思っていることがある．この類の問題は，患者にとっては夫婦，親子でも入り込めない非常に個人的で，重い問題であり，一人では抱え切れない問題である．スピリチュアルケア・ワーカーといった専門家や信頼できる人に心の痛みや重荷を聴いてもらいたいと強く願うことが多い．死という極限状況が患者に切迫感を起こさせ，残された時間内に解決したいと思わせる．このような場合には，家族にも相談の中味を話してはならない場合であり，ケアワーカーの個人的心にしまい込んでおく必要がある．

2）集団的面談

　集団的面談は数名の患者がグループになり話し合う場合である[18]．この場合，同じ病をもち，同じような苦しい経験をもった者同士が集まるので，互いに心を開いて話し合える利点がある．ケアワーカーは患者同士・家族間が話しやすい場を作るコーディネートの役割[19]を果たしたり，あるいは進行役のファシリテート[20]の役割をもつこともある．集団的面談は，患者の個人的体験を聞き，同じ病で苦しむ人がいることで励まされる．また，病との実際的付き合い方や患者自身の人生観や世界観などを分かち合い，共有することで，視野が広がり，柔軟に対応する方法を学ぶ機会となる．また，将来について具体的状況がみえるので，大変有益な経験と

---

18) ホスピス／緩和ケア病棟では，患者と家族を中心にした「交わり会」を定期的にもつところが多い．このような状況は，スピリチュアルケアのための集まりではないが，しばしば，自分の病歴，過去の仕事，死後の事などが話題になり，スピリチュアルケア的状況が生まれ，チャプレンや宗教者の役割が大きな意味をもつことがある．
19) Coordinator；調整役，会がうまくいくように整える人．特に，今まで会ったこともなく，背景を知らない人たち同士の集まりでは，会の参加者に十分配慮して，会が順調に機能するように調整する人が必要である．
20) Facilitator；進行役，まとめ役．会を順調に進める進行役は会の成功に大きな役割をもつ．進行役が会を指導するのでなく，むしろ参加者に十分な配慮をしながら，参加者が自分自身を自由に開示し，参加することで支えられ，生きる意味や希望などを得ることができるような進め方が必要である．

なる．

3）定期的面談/不定期的面談

　定期的面談は病院に専属のケアワーカーがいて，定期的巡回が可能な場合に実施できる方法である．患者は定期的に同じケアワーカーと面談できるので，継続的に話を聴いてもらうことが可能になる．専属のケアワーカーがいない場合には，ケアワーカーの役割を担う人の確保のため，近隣の僧侶や牧師とネットワークをしっかりと作っておく必要がある．患者側からすれば，定期的に同じケアワーカーに会えることは安心である．たとえ，専属のケアワーカーがいない場合でも，必要に応じて対応できるケアワーカーのネットワークを作ることで，患者のニーズに応えることができる．

　スピリチュアルケアがいつ始まるかについていえば，それは病気が見つかった段階から始まる．したがって不定期的面談となる．初期段階からスピリチュアルケアが開始できれば，患者にとっては大きな支えになる．入院説明の時からケアワーカーが関わり，患者・家族との信頼関係を作っておくことが望ましい．患者は家庭・職場から離れて，病院に入るだけで緊張し，自分らしく生きることが困難である．病院の環境に慣れてもらうためにもスピリチュアルケア・ワーカーが入院・入所の最初から介入することが，新しい環境への適応の面からも望ましいことである．患者がいるところは，どこでもスピリチュアルケアが必要なところと理解しておく必要がある．

4）短期的面談／長期的面談

　面談が短期的に終わる場合と長期的になる場合がある．患者の病状によっては初回の介入時にすでに余命1週間と診断されている場合などもあり，このようなときは初回の面談から患者にとって霊的に本質的な問題に取り組まなくてはならないことも多い．一方，長期になる可能性がある場合には，患者側でもゆっくりと何回かの面談を経ながら，話を始めることが多いように思う．じっくりと自分と向き合いながら自己開示をするから，ケアワーカー側もそれに応じても最初から焦らずに，患者の気持ちに寄り添いながら信頼関係を築くことを心がけるとよいと思われる．面談が短期的になるか長期的になるかの区別は患者の病状に大きく左右される傾向がある．患者の病状は予測を外れる場合もあるから，常に最善の方法とケアを提供できる状態にあることが求められる．

5）緊急の面談／通常の面談

　患者の病状変化や家庭状況の変化によって，緊急に面談が必要になる時がある．面談の必要性は患者の状況によって左右されるので，ケアワーカーは常に準備が必要である．もちろんスピリチュアルケアの必要性が常にあるというわけではない．しかしたとえば，突発の自動車事故で救急に運ばれた患者にとって，死の恐怖に怯えている時にスピリチュアルケア・ワーカーが側に寄り添っていることは多いに助けになる．夜間の病棟では患者は寝静まっているが，救

急治療室は，突発的病気，病気の急変，事故，自殺未遂，殺人，喧嘩で負傷といった人が運ばれてきて，治療が行われる．このような場合，スピリチュアルケア・ワーカーが医療者と一緒に居て，不安や恐怖を軽減する働きをすれば，患者は大いに助けられる．

5・5・2　補助手段（自然，絵画，音楽，童話，写真など）を用いて

　スピリチュアルケアは患者との個人的信頼関係が基本であるが，患者のスピリチュアルな問題が何か，あるいはその問題へのケアの方法を探るには補助手段を用いることが有益な場合がある．スピリチュアルペイン（霊的苦痛）は，そのペインをわかってくれる人に対して開示されるもので，スピリチュアルな問題に関心がない人には開示しない．また，スピリチュアルな問題は，非常に個人的，主観的なものが多いので，ケアワーカーの知識，理解，関心，経験を越えた事柄については十分な共感ができないことがある．このような場合には，スピリチュアルケアのための補助手段を使うとよい．次にあげる補助手段はスピリチュアルペイン（苦痛）をアセスメントするために有効であるとともに，かつ，補助手段そのものが同時にスピリチュアルケアの具体化として大きく役立つ．アセスメントしながらケアする，あるいはケアしながらアセスメントできることも多い．

1）さまざまな補助手段

　ここではスピリチュアルケアの補助手段として有益だと思えるものを取り上げて，説明を加える．

a）自然[21]

　日本では自然に対する信仰があって，山・太陽・動物（狐・蛇など）を畏怖し，信仰の対象にすることがある．また自然が癒しの力を持つこともよく知られている．鬱蒼とした森林の中に立ち止まって深く息を吸い込むと，新たな自然のいのちが体内に入るのを感じ，見失った自分を取り戻す感覚を持つ．また，川のせせらぎの音に耳を傾けていると，なんとも言えない安らぎに包まれて傷ついた心を癒すものがある．このように自然は疲れた自分，見失った自分，傷ついた自分を癒して，元気を取り戻させる力を持っている．自然との触れ合い（自然の大木，山，川，春の桜，夏の海，秋のコスモス，冬の山など），あるいは，小さな生きものとの触れあい（金魚，小鳥，猫など）などには，人間の力を超えた癒しの力がある．したがって四季の変化に合わせて外出して自然を体験するとよい．生命に触れる機会となろう．自然が持つ力を分析すると次のようになる．

　　①**自然の偉大さ**：生命の不変さ，自然の公平さ，すべてのものを包む大きさ，生命の母，生命の豊かさ，自然の厳しさと温かさ．

21）徳永　進（1994）『みんなのターミナルケア』関西看護出版，140頁．「宇宙から吹く風というものもとても大切な治癒力として考える必要がある」とある．

②**自然のいのち**：すべての生命を生み出す力，いのちの息吹

③**自然の生命の輪廻**：いのちの繰り返し，生命の不滅，変わりなく訪れる四季

b) 建築物，文化財

　古い農家・歴史的建造物・寺院（寺・神社・古い家など），自分の育った家など馴染みのある建造物は癒しを与えてくれる[22]．古い民家を見ると故郷に帰った感じを与えられて，ほっとする[23]．故郷の風景や建物は，子どもの頃に引き戻してくれるし，自由に遊んだ場所は，自分があるがままで生きた「場所」「空間」である．そのような場所，空間は人を慰め，癒す力を持つ．そこでは，人を世間の評価や失敗や挫折を忘れさせ，本来の自分自身を取り戻す力を持っている．そこにあるものは自己受容，自己回復，自己の再発見である．自己受容，自己回復，自己の再発見は「癒し」をもたらしてくれる．スピリチュアルケアの中心概念は「癒し」である．

　また，日本の茶室や障子で囲まれた和室は，柔らかい光と静寂に包まれ，疲れた魂を慰める癒しの力を持っている．薄光りが射す和室，静寂の空間は，小さな空間にもかかわらず，宇宙に繋がる空間となり，普段見失っている本質に気づかせてくれ，傷んだ心を癒し，本来の自分を取り戻してくれる．そこにある「場所」「空間」が優しく自分を包み込んでくれるから，そこで自分を取り戻すことが可能になる．

c) 音楽[24]（童謡，演歌，クラッシック音楽，小学校唱歌，癒し系の音楽）

　幼い時に聴いた童謡や唱歌は，固く閉じた自分の心や失った本当の自分を蘇らせて，生きた自分に引き戻す働きを持っている．あるいは，母の懐に抱かれて聴いた子守唄は，過去の幼い時の自分に目を開かせ，内的自分に引き戻して，忘れていた本来の自分に気づかせてくれる．たとえば「川の流れのように」「浜辺の歌」「私のお母さん（J. プッチーニ作曲）」「赤とんぼ」，「故郷」といった歌が挙げられよう．

　壮年の男性には演歌なども効果的である．演歌で歌われる人生の喜び，辛さ，悲哀などは，深い共感を引き出し，孤独を癒して新たな力を与えてくれる．忙しさの中で忘れていた真の自分を取り戻すのに有益である．この本当の自己の発見は癒しの効果がある．

　静かな癒し系の音楽を病室に流しておくだけでも，患者の心は慰められる．ゆったりとした環境の中で大きなものに包まれている感じは癒しをもたらせてくれる．徐々に自分を取り戻し，自分の現状を受け入れ，自分の状態を前向きに受け止めることができる．

---

22) 成田龍一，藤井淑禎，安井真奈美，内田隆三，岩田重則著（2000）『故郷の喪失と再生』青弓社．成田龍一は「故郷」の意味について「故郷は一人一人の人間存在のアイデンティティと結びついていること」（14頁）とし，「故郷が誕生していく時，三つの事柄がとくに強調された」として，一つ目は歴史，二つ目は風景，三つ目は言葉（19頁）としている．そのうえで「故郷は懐かしくよいところである」（22頁）と語っている．
23) 重兼芳子（1993）『いのちと生きる』49頁．重兼芳子は，自分の病の治療を北海道で受ける決心をした．その時の気持ちを「北海道はわたしのふるさとである．そう聞いたとたん，生まれ育った北海道の原野の風の匂いや陽の光が脳裏をよぎった．あの豊かな大地が待っているような気さえした．」と書いている．
24) 同書，132頁．「音楽は人を安らかにする力があります」とある．

d) 絵画，彫刻など（宗教画，風景画，映画）

　「ピエタ」「羊飼いのイエス」「仏像」，「弥勒菩薩像」といった宗教画や像なども患者の心を慰める力を持っている．病室や自室にそれらのミニチュア像や写真などを掲げて，いつでも眺めることができるようにしておくことは有益である．また，それらを患者と一緒に見て，そして，印象や心に浮かんだものについて話し合うのもよい．たとえば死んで十字架から降ろされたイエスキリストを抱く母マリアを表現した「ピエタ」の像を見て患者は何を感じたのか聞いてみるのも有益である．患者の心の中でどのように見ているか．患者の言葉は心の痛みを投影している言葉であることが多い．投影された心の痛みや悲しみを知って，スピリチュアルケアのきっかけにすることが可能である．「ピエタ」からはイエスの死を見つめる母マリヤの深い悲しみの顔，悲嘆の中にある母のイエスへの慈しみの愛情が見てとれる．この母マリヤの愛情に触れて，患者の痛みも癒される．

　そのほか，風景を描いた日本画の中には，豊かな広々した自然が美しく描かれていて，見る者の心を慰めるものが多い．

e) 童話[25]，民話，神話，絵本，小説，自伝

　「かぐや姫」「葉っぱのフレディ」「マッチ売りの少女」などは有益である．

　遠藤周作の「深い河」「沈黙」，三浦綾子の「塩狩峠」，ミッチ・アルボムの「モリー先生との火曜日」（別宮貞徳訳）といった書物を，患者のそばに座って家族やボランティアが読むことは有益である．

　また，今日多くの闘病記が出版されているが，闘病記は，患者と家族の体験的記録であり，具体的状況の中で，どのような対応をしたかなど，実際的気づきや助けになる場合が多い．体験者としての意見が聞けるので，読者である終末期患者と家族には共感をもって読むことができる．

f) 身体接触

　患者の意識レベルが下がってくると，通常の思考活動は望めない．患者が眠っていることも多くなった時は，言葉によるケアよりも身体接触によるケアが重要になる．キリスト教信者である患者のなかにはロザリオ，十字架のペンダント，マリア像を身近に持っている人がいる．また，仏教徒であれば数珠や経典を身近かに置いて身体的接触をしている患者もいる．それは患者に超越的なものとの絆を持たせる補助手段として有益である．あるいは，愛する者から贈られた品物などは，愛する者との絆を確認するのに有益な補助手段となる．

25）童謡の例：『葉っぱのフレーディ』『家なき子』．

2）補助手段の解釈と使い方（自然，絵画，音楽，童話，写真など）

a）患者の想いや感情の表現

前述の補助手段を使って患者の想いや感情を表現してもらう．また，想いや感情の中に含まれているその人の深い痛みや挫折感や絶望感などを受け止める．特に人格に触れる感情が表出されて自分の人生を再体験，再評価することで，自分の人生の意味や価値を見つけだすことができる．そうすることで人生の意味や価値，あるいは苦難の意味などを見つけだす機会となる．また，死後の恐怖感や不安も，童話や民話を共有することで再評価，再受容する機会となる．

b）患者の心の物語やその当時の気持ちの回想

補助手段を用いて，患者の心の物語やその当時の気持ちを回想してもらう．また，補助手段を見た後の感じ・想いを語ってもらうことで，現在の患者の心情を理解する．その想いや感じのなかで，その人の人生を支えていた人物・事柄・事件などを知り，またその人の価値観・人生観・宗教観などを感じ取る．そのような作業をしながら患者との信頼関係が深め，かつ，回想することで人生の総決算をする機会を作っていく．

5・5・3　地域の人々との連携

1）地域の宗教者との連携（僧侶，牧師，信徒）

地域の宗教者との連携は，スピリチュアルケアの可能性を広げるために重要である．日本のホスピス／緩和ケア病棟で宗教者を置いているところは現在わずかである．キリスト教立病院では牧師，神父がチャプレンとして働き，仏教関連ではビハーラ僧が置かれている．このようにキリスト教も仏教とも，そこで働く宗教者（チャプレン，ビハーラ僧など）は，その宗教団体に関わる人に偏っている[26]．そこで患者と家族の必要に応じて，スピリチュアルな助けを提供できるようなネットワークを，地域の宗教者との連携を通して普段からつくっておく必要がある．

たとえば，キリスト教関連のホスピスにも仏教徒が入院してくるので，それに対応するには，僧侶との連絡ができるようなネットワークが必要である．そこでスピリチュアルケアに参加してもらえる多様な宗教者との連携をとるという日頃からの努力が必要である．その際重要になるのは，病院の組織，守秘義務，チームワークなどを理解し，宗教の強制をしないなどの基本的理解を身につけた宗教者の存在である．

2）地域の資源を有効活用（公園，山川など自然環境）

患者の中には個室にいるよりも，人々の中にいることのほうが孤独から解放されて安心でき

---

[26] 日本の事情は，複数の宗教者を病院が採用できる経済的状態にはない．アメリカでは数名の宗教者を各宗教から採用しているので，キリスト教の中でもプロテスタントの牧師，カトリックの司祭，ユダヤ教のラビ，佛教の僧侶を置いているところもある．

る人もいる．病室で一人ぽっちにいることで，かえって自分を失う感覚をもつからである．むしろ，人の気配がし，話し声が聞こえ，物の動く音がする環境の中にいると安心するのである．したがって患者の病状に合わせて，地域・共同体がもつ資源を利用することが望ましい．地域にはスピリチュアルケアのための有効な資源がある．たとえば近くにある森，山，河川，田んぼ，人の寄り集まる広場，ショッピングセンター，文化センターなどである．

5・6　守秘義務について

　スピリチュアルケアでは患者や家族の秘密に関わる事柄を聞くことがある．だれにも知られたくないことで，普段は心の底に押し込めていたが，死の間際になって告白しないではおけない事などがある．「私は私生児[27]として生まれたので，愛情に飢えていました」「妻と喧嘩して手をあげて怪我を負わせてしまったことが元で，彼女は私に愛想が尽きたんです」「私は徴兵されて大陸で戦いました．住民の家に火をつけて女，子どもを殺しました」など，しばしば，その内容は深い後悔，悔い，罪責感を伴うもので，本人には吐き出さなくては苦しくてしかたがないというような秘密事である．それだけに，それを口に出したら人の信頼を失い，馬鹿にされ，人の顔を見られなくなるのではないか，という不安と恐れをもつものである．このような危険性を感じながら打ち明ける患者や家族がある．

　このような個人的情報はスピリチュアルケア・ワーカーの心に中に留めて口外しないことが重要である．患者・家族はケアワーカーを信頼して話したことである．ケアワーカーの心に留めておき，そのような辛い経験をした患者家族の心が軽くなり，癒されるようにと願う必要がある．過去に犯した過ちは消すことはできない．また，負った心の痛みもすぐに消えることはない．ケアワーカーに話したことで，患者も家族もその過去の出来事としっかりと向き合い，言葉にして口に出したことで心の負担は軽くなる．

　一方，同時に，ケアワーカー個人の内に留めておけないケースもある．患者が犯した犯罪が社会的に重大な意味をもっている場合である．患者が社会的責任を負わなくてはならないことが明らかな場合である．その場合にはケアワーカーは話の内容を上司に伝えて，どのような対応すべきかを考える必要がある．上司の責任で警察に伝える決断をする場合もある．また，自分のみならず他人に危害を加える可能性がある場合にも上司に伝えて対応を考える．たとえば，患者が病院外の親族・友人・上司などに対して殺意を持っている場合があげられる．自分の生命を賭けても怨みをはらしたいと考えるほどに，心が怒りに燃えている場合である．そのよう

---

[27]「私生児」は現在，不快語として扱われ，非嫡出子とすべきであるが，ここでは患者本人がその言葉に込めた意味合いを伝えるために使用した．

な情報は人の命の危険に関わることであるので，上司に伝えておくべき内容である．しかし，患者のなかにはその怨みや怒りをしっかりと口に出して人に聞いてもらうことで落ち着く場合もある．危害を加える危険性がある場合には，適切な対処が必要になる．

　宗教が人の救済に関わることで，最も人権に深く関わる場合には，秘密を守らなければならないこともある．宗教者の一つの責務として犯罪者をかくまう場合もある．そのような場合には，刑法に宗教者の秘密義務についての法律と，業務上秘密保持と証言拒絶権があるので，それを心に留めておくとよい．下記に紹介する．

〈刑法134条　秘密漏泄罪〉
　「医師，薬剤師，薬種商，産婆，弁護士，弁護人，公証人，宗教若しくは祈祷の職に在る者またはこれらの職にありし者故なくその業務上取扱いたることにつき知得たる人の秘密を漏泄したるときは六月以下の懲役又は二万円以下の罰金に処す．」
　この法律は宗教者が職務上知り得た秘密をむやみに他人に漏らしてはならないことを明記したものである．

〈刑事訴訟法149条　業務上秘密と証言拒絶権〉
　「医師，歯科医師，助産婦，看護婦，弁護士，弁理士，公証人，宗教の職に在る者又はこれらの職にあった者，業務上委託を受けたために知り得た事実で他人の秘密に関するものについては証言を拒むことができる．」
　この法律は宗教家が職務上知り得た個人の秘密を，たとえ警察で証言を求められたとしても，証言を拒む権利があることを明記したものである．宗教者を信頼して，秘密を告白する人が，畏れなく相談できることを保障した法律である．
　このような刑法で守られた義務と権利は，人の救済に関わる場合に適切に行使することが大切である．

6章 スピリチュアルケアにおけるさまざまな具体的方法

6・1 スピリチュアルケアの具体的方法

6・1・1 課題解決型ケアと寄り添い型ケア

　スピリチュアルケアには，大きく分けて2つのケアの型がある．「課題解決型ケア」と「寄り添い型ケア」である．これらはそれぞれ明確な苦痛に対応するケアと，解決のない苦痛に対するケアということができる．「死んだ両親の墓をもう一度墓参りしたい」「教会の礼拝に出席したい」など苦痛が明確な場合には，その苦痛の緩和にケアの焦点を当てることができるので，「課題解決型ケア」といえる．それに対して，患者の「なぜ，自分ががんにかかったのか」「なぜ，人は死ぬのか」といった問いには客観的解答がない．このような問いは死ぬまで続くかもしれない．患者の心は不安・怒り・落ち込み・投げやり・自暴自棄の連続かもしれない．このようなケースの場合は，患者の心に寄り添い，一緒に揺れ動くことがケアになる．すなわち「寄り添い型ケア」である．スピリチュアルケア・ワーカーが不安にある患者と一緒に揺れることで，患者を支える．患者は自分がどのような状態になっても支えてもらえることで，孤独から解放される．

6・1・2 ドラマ解釈法

　この方法は患者がもつ人生ドラマに注目し，患者が自分の人生ドラマを思い起こして言語化してもらうものである．だれの人生でも個人的に立派なドラマがあり，そのドラマの中では患者が主人公で主役を演じている．患者にとって自分の人生の経験や人と異なる珍しい経験，あるいは人から賞賛や高い評価を受けた話，あるいは，辛い悲惨な話も貴重な体験話である．聴き手がいれば聴いてもらいたいと思っている．自分の話を人と共有したいと思う患者の気持ちを生かして，患者の記憶の中にある物語を語ってもらう．話の内容は患者自身が選ぶが，聴き手（スピリチュアルケア・ワーカー）は患者が話しやすいような雰囲気をつくる．ケアワーカーは患者のドラマを聴きながら患者自身が意識的・無意識的に言いたいことに耳を傾ける．そのうえで患者のドラマを通して垣間みえる患者自身の生き方・考え方・人生観・信仰・宗教観を見つけ出していく．また話を聞く中で宗教的事柄が出てきたら，患者の宗教観について詳しく話を聞き出すのもよい．

　また，ドラマ解釈法ではドラマに対する患者の意味づけに注目する．患者が自分の人生をどのように解釈・意味づけているかに注目する．ただし終末期患者の中には，病気になったことで人生のすべてを消極的にしか評価できなくなっている人がいる．あるいは，ひどい病状にも

かかわらず，非常に楽観的にしか受け止めず，現実の自分と向き合うことから逃避する患者もいる．自分の人生ドラマに対する非現実的評価には，前者のように非常に謙遜・卑下の場合と後者のように非常に尊大・高慢な場合があるが，どちらのケースも現実的自分をみつめることを恐れて逃避している．ケアワーカーはこのような状況に患者があると気づいたならば，まずは現実的自分に引き戻す援助を行う必要がある．

このような例外的な場合を除いても，患者が自分のドラマに十分な意味を見つけ出すことができないことがある．そのようなときは，スピリチュアルケア・ワーカーは患者の語り（ドラマ）を聴きながら，その人生を意味づけるものを見つけ出す援助をすることになる．スピリチュアルケアは患者を垂直的関係の中で捉えることであることは先に述べたが（「2・3・2 スピリチュアリティの特徴」，「2・3・3 スピリチュアリティの超越性と究極性」参照），ドラマ解釈法では，ドラマを意味づけるのはケアワーカーである．ケアワーカーは神的存在ではないが，しばしば，患者自身が気づかない自分の生命の意味を気づかせてくれる存在となりうる．患者がケアワーカーの言葉を超越的な声として聞くことができるのは，自分の存在が無力・無価値としか見えない状態にあるからである．

患者が自分の人生・存在・価値に気づくことができたら，次にケアワーカーがすべき援助は，新しい人生の意味を患者に伝えることである．患者は自分が気づけなかった自分の存在の価値・意味を伝えられて，新たに自分の尊厳・存在の価値に気づく．無意味だと思っていた自分の存在に価値・意味が与えられることで，人生が二つとない貴重なものとなり，神秘的価値をもつものと変容していく．スピリチュアルケア・ワーカーによって意味づけられた人生の価値・意味が，徐々に自分の中で絶対的価値へと変容していく．このようなスピリチュアル化は患者自身に主観的・絶対的価値を伝えることになる．このように患者の人生をスピリチュアル化することがケアワーカーの一つの働きである．

神秘的・絶対的価値に気づいた時，患者は自分の人生が永遠に繋がるものと受け止められたり，あるいは，自分の人生の究極的意味に気づくという宗教的悟りに似た経験をするのである．ここにスピリチュアルな体験がある．

ドラマ解釈法の流れをまとめると以下のようになる．
①患者の人生ドラマを引き出す（ドラマの構成要因，背景に注意）
②そのドラマの患者の意味づけに注目（本人の解釈）
③その人生ドラマの価値・意味の発見（新たな意味づけ）
④その人生を積極的に解釈し，本人に伝える

6・1・3　垂直関係洞察法

垂直関係洞察法は患者のドラマ・訴え・不平不満・嘆きなどを聞きながら，ケアワーカーが患者のもつ存在の垂直関係に注目する方法である．この方法がドラマ解釈法と異なる点は，ドラマ解釈法はケアワーカー・家族などを通して患者自身のドラマを引き出し，そのドラマから

意味を見つけ出して患者に気づきを与える方法であるのに対し，垂直関係洞察法は患者の存在を支える垂直関係，すなわち患者の神的存在・自分の中の本当の自分との関係の中で，自分の存在の土台・枠組み・価値観を位置づけて，あるいは人生の意味・価値を見つけ出していくことにある．このような軸を見つけ出し，その関係性を強化することがスピリチュアルケアに繋がっていく．したがってスピリチュアルケアを行う際には，このような垂直関係の中で，患者がしっかりと位置づけられているかどうかをアセスメントする必要がある．さらに，その関係の質・程度などをアセスメントすることで新たな軸を作り，ケアに繋げていく．

以上をまとめると以下のようになる．

①患者にとっての垂直関係に注目する（人生の土台，枠組み）

②患者の垂直の絆（神的存在）と内的世界（感じ方，欲望など）を見つけ出す

③その関係の問題点に気づく（外的他者との関係断絶，内的自己への関心の欠如）

④その関係の回復，自己への関心の回復に努める

⑤患者の存在が外的世界，内的自己との関係を回復する

6・1・4　トピック法

トピック法とは，患者の人生で際立った出来事を（トピック）を話題にして，スピリチュアルな要因や側面に気づく法である．だれの人生にも，特に印象深い出来事や経験，あるいは人に聴いてほしい経験，自慢したいことなどがある．このような経験は本人にとってはいきいきと語ることができ，また感情移入しやすい（すなわち感情表出しやすい）出来事である．たとえば以下のような出来事である．

①自慢の話題（トピック）を引き出す

②挫折体験を引き出す

③遠い時代の話を聞く（子ども時代，青年時代など）

①の自慢話は聴き手にとっては面白くない場合がある．しかし，患者の物語には意外性や奇抜さなどがあって自慢話も楽しめるものである．話し手は，話の間中は自分が中心的役割を果たしているので，自分の時間と自分の空間を持つことができる．このように患者に主役の場を与えることは，患者が過去の自分を振り返り，今の自己を経験し，自分の人生の意味に気づくためには重要なことである．

また，②の挫折体験の語りでは，その人自身が最も表現される場合がある．その意味で挫折という辛い体験を思い出しながら自己を振り返ることは大変有効である．挫折体験を通して自己の価値観，生き方，感じ方，思考方法などを再検討することができる．

③の患者の幼い頃や若い頃の遠い過去の話を聞くこともスピリチュアルケアになる．このような昔の話は聞く者にも楽しく，感動して聴くことも多い．患者自身の私生活や私的経験を共有することで，患者との関係を深めることができる．

6・1・5 祈り・瞑想法

　死に直面した患者が神的存在に非常な関心を示すことは、一般的事実である。それは「溺れる者藁をもつかむ」という諺が示すように、水の中で溺れた者が目先にあるものを頼るのは当然のことといえよう。藁にもすがっても助かりたいという願いは、神的・超越的存在への祈りとなる。このような願いはご利益的色彩をもっていることが多い。「治りたい」「元気になりたい」「一日でも長く生きていたい」という願いは、キューブラー・ロスの『死ぬ瞬間』に書かれた死にいく過程のうちの「取引」の段階に当たる神に向けられる願望で、心の底からの叫び・嘆願である。ここには患者のスピリチュアルニーズが表現されている。このスピリチュアルニーズを丁寧にすくい上げて、言葉とし、生命の根源なる神的存在に訴えるのが祈りであり、神的存在との対話をすることが瞑想である。人間のスピリチュアリティはそれぞれの超越的存在をもっている。それは明確な概念になっていないかもしれないが、人生を意味づけ、存在を枠づけ、生きる価値観を与えているものである。そのような超越的存在を思いめぐらし、イメージし、それと対話することは、大きな慰めとなり、将来の希望となる。具体的瞑想法については「4・2・10　瞑想法」でも紹介しているが、祈りや瞑想は宗教の違いによっても多様に方法が異なる。いずれにしても超越的存在へのかかわりである。このような祈り・瞑想は、患者の心の深みに触れるもので、深い癒しをもたらすものである。

6・2 スピリチュアルペインのタイプと具体的対応法

　前項では、スピリチュアルケアの実践のためのアプローチ法について紹介した。ケアワーカーは患者に応じて、さまざまなアプローチを試みるとよい。アプローチ法は複合的に用いられることもあるであろう。
　次にスピリチュアルペインのタイプ別に応じた具体的対応法について述べる。

6・2・1 人生の目的・目標を喪失したケース

　終末期がん患者のなかには、病名告知を受けた瞬間、目先が真っ暗になる経験をした人が多い。この目先が真っ暗になったという体験は、生きる目的、目標を失い、ただ、立ち竦んで固くなった状態である。時間が停まってしまったような感覚を持つ人もいる。あるいは生の根拠が失われて、奈落の底に突き落とされた体験と表現している人もいる。その結果、「死んでし

まいたい」「生きていてもしかたがない」「生きているのにもう疲れた」「早く楽にしてほしい」などと嘆く．このような患者へのスピリチュアルケアは次のようなことが考えられる（「8章 ケース1 生きがいを失った男性」も参照）．

①患者の苦痛の体験に共感する

②どのような人生の目的・目標をもっていたのか，そしてそれがどうして失われたのかを具体的に訊ねる（たとえば，子どもたちが大きく育って温かい家庭を築くことが人生の目的であった人には，子どもの様子や温かい家庭のイメージを具体的に訊ねる．そして，それが崩れて，今，どうなっているのかを聞く）

③具体的な話の中から，現在，可能な具体的行動，生き方を探り出せるようにケアする（「子どもと一緒に遊んでやれない」「死んでしまったら子どもの顔が見えない」と嘆く患者には，患者の子どもへの愛情や心配が伝わってくることを告げる．そのうえで子どもへの愛情の伝え方の別の方法について訊いてみる．子ども個人宛の手紙を書く，声の録音をとる，記念品を遺すなどがみつかるかもしれない）

④人生の目的が崩れて無力感にとらわれている患者に，残された生き方があることに気づくようにケアする（病名告知で不治の病いであることを知り，死にたいと嘆く患者がいる．患者のそばに寄り添いつつ深い挫折感と無力感・虚無感に襲われた具体的きっかけをたずねる．ここでは患者の経験を思い出して具体的に表現してもらう．「医師からがんと説明された」「治療法はあるが効果があるかどうかはやってみないとわからない」と言われた．具体的表現ができれば，癒しがはじまっているとみてよい．それから今，できることを考えてみる．たとえば子どもに語りかける，言葉や子どもに遺す手紙などをケアする人と一緒に探してみるといったことが考えられるかもしれない）

6・2・2　苦難の意味の喪失したケース

終末期がん患者は疼痛をはじめ，身体的苦痛を体験して，「なぜ，自分がこんな苦しみを体験しなくてはならないのか」「バチが当たるようなことをしていないのに」と嘆く人が多い．個人に特定の理由があることは少なく，患者の心の葛藤を和らげる客観的解答はない．患者自身が納得する解答を見つけ出すしかしかたがない．

このようなケースでは，患者の嘆きに耳を傾け，一人ぼっちにならないように配慮する．そして患者が自ら答えを導き出せるよう援助する．そこで，まず次のようなことが参考になる．

①苦しい体験をしていることへの共感を示す．

②苦難の意味を直接取り上げて話題にする前に，患者がどのような具体的体験をしているかを明確化する（本人に言語化してもらう）．たとえば，「あなたの苦しみを見ていると，私も辛くなります．できれば，具体的におなかが痛いとか，頭痛がするとか話してくださいますか」という問いかけなど．

③その苦しみの経験をどのように解釈しているかを訊ねる．「バチが当たった」「自分の過去

の当然の報い」「家族の救いのため」などと言う患者も多い．この解釈が本人を苦しめていることに注目する．

④苦しみの具体的事柄への患者の解釈，受け止め方が変わるようにケアする．

⑤具体的苦痛の事柄を言葉にし，傾聴することで苦しみを軽減するよう努める．

6・2・3　死後のいのちについて疑問をもつケース

　終末期がん患者の多くは，死が接近しているのを感じて死後のいのちについて疑問をもっている．「死んだ後，どこに行くんですか．死んだ後，すべてのものが無になると思うと恐ろしい」などという訴えをしばしば聞く．死んだ後のいのちや死んだ後に天国や極楽浄土に入るということは，だれも証明できない．死後，自分は灰になって土に帰ると考えている人も多い．それでは納得できず，再び生まれ変わってくると信じている人もいる（輪廻思想，輪廻転生）．また，死後には両親に再会できるのだと，楽しみにしている人もいる．患者一人ひとりがそれぞれの生活環境の影響を受けて，さまざまな死後観が形成されているようである．まず，現在の患者の死後観を確認することが重要である．死後のいのちについては，次のような考えを持っている人が多い．

　①死後，再び新しい生命に生まれ変わる．

　②宇宙の生命と一体になる．

　③死後，天国（極楽浄土）に行く．

　④両親の行ったところに行く．

死後観に疑問をもち，悩んでいる人には次のようなケアが考えられる．

　①患者の死後観を訊ねる（「死んだ後は無になる」と考えている人がいる．もちろん，それを認めつつ，もし，死後の世界があるとしたら，どんな世界と考えるかと訊ねる．架空の世界であるが，どのようなイメージを持てるかを明らかにする）

　②患者が死後，その世界で何を期待しているかを訊ねる

　③患者にとっての死後の世界のイメージを膨らませる援助をする（「死後の世界をどのようにイメージできますか」（これは想像・空想の世界である．患者の信仰の世界をたずねていない．空想の死後の世界である．患者からの回答として，家族の再会・病気からの回復・事業の成功・地域の繁栄・世界の平和など多様な回答がなされる可能性がある．病気からの回復と答えたら，次に回復したらどんなことをしたいか，誰としたいかなどと具体的にイメージを膨らませるとよい）

　④患者にとっての死後のイメージが具体的になるように援助する（イメージの具体化には，何を，いつ，誰と，どこでどのようにしてなどの質問することができる．さらに患者の期待・願望・夢などをたずねることも具体化につながっていく．）

6・2・4 罪責感，悔いをもつケース

終末期患者の多くは，終末期になるまで病気に気づかなかったことや，病気になることで周りの人に迷惑をかけることに罪責感や後悔，反省をもつことが多い．「私の人生は悔いばかりです」「わたしの人生は失敗でした」「自分の人生をもう一度やり直せればいいのに」などの訴えをする．このような訴えの背後には，一定の価値観や判断規準がある．そこでこのような訴えに対しては，次のような対応が考えられる．

①罪責感や悔いを生み出している具体的な事柄（出来事）を言語化してもらう．患者は人生におけるさまざまな出来事を一つひとつ分けて考えるよりも，一括して結論を出しやすいので，一つひとつの事柄を思い出すように導き，そこには積極的に解釈できる事柄が多くあることに気づくようにする（「8章　ケース2　自分の人生を振り返って悔いをもつ男性」も参照）．

②罪責感，悔い，後悔，反省には，痛みの深さのレベルに違いがあることを認識して，その深みを明らかにするし，深さに応じた対応を行う（「8章　ケース3　バチが当たったと苦しむ女性」も参照）．

③具体的事柄が明らかになったら，それに対してどんな感情をもっているかを明らかにする．患者のなかには，小さな事柄，ささいな事柄に対して深い罪責感をもっている人がいるので，その人の感情に注目する必要がある．

6・2・5 複合的ペインをもつケース

終末期患者の中には，複合的ペインを抱えて苦しむ人がある．特定の宗教もなく，宗教的関心も少なく，また目に見えない「いのち」や人生の生き方に関心のない人が，終末期患者になった場合，生きる目的を失い，苦難の意味も見出せず，死後の世界のイメージももてない．複合的ペインをもつ場合，まず患者のスピリチュアルな痛み，叫び，うめき，嘆きに心を傾けて患者自身を受け入れることがよい．一つひとつのペインのケアよりも，全存在を受けとめ，支えることがスピリチュアルケアとなる．患者の全存在が受け入れられて落ち着き，心の痛みや嘆きと向き合うことができるようになると，少しづつ自分の存在・いのち・死後の世界などに目を注ぐことができるようになる．

7章 スピリチュアルケアのプロセス

ここでは，スピリチュアルケアがどのようなプロセスを通るかに焦点を当てて考える．スピリチュアルケアは患者への一回限りのケアで終わるものではなく，しばしば，継続的プロセスの中で行われるものである．終末期がん患者の全存在に関わり，人生の終わりまで関わり続けるものである．患者自身がそのプロセスの中で変化しつつ，スピリチュアルな満足を体験することになる．

7・1 患者の魂のプロセス

患者の魂の状況に焦点を当てて，スピリチュアルケアにおける魂のプロセスを考えてみよう．患者の魂の状況にはいくつもの段階がある．すなわち聴いてもらえた実感，わかってもらえた実感，受け入れられた実感，自分を開示できた実感，信じる能力の獲得，委ねるといった段階である．

第一段階　聴いてもらえた実感

スピリチュアルケアの基本的態度は，患者と家族に寄り添って存在全体を支えることである．その具体的方法の一つは聴くという行為である．患者にとっては，聴いてもらえた実感が持てることが重要である．心の深いところに押し込めていた問題，自分でも気づいていなかった問題を聴いてもらえたという実感が持てることがケアの第一条件である．

第二段階　わかってもらえた実感

わかってもらえた実感も重要である．患者のスピリチュアルペインは魂の深いところにあることが多く言語化しにくい．患者自身でも気づかなかったりする．そこで患者の言葉・表情・態度などからスピリチュアルケア・ワーカーがスピリチュアルペインを汲み取る必要がある．汲み取られたという実感は自分の気持ち，感情（疑問，心配，恐れ，感情，不安，怒り，苛立ち）が伝わったという実感になる．

第三段階　受け入れられた実感

スピリチュアルケアでは自分の存在が受け入れられたという実感が重要なことになる．患者が自分の心を十分に聴いてもらえたと実感できると，受け入れられたと感じる．この「受け入れられた実感」は患者とケアワーカーとの信頼関係を作り出すことになる．このような信頼関係は患者を孤独感，寂寥感，無意味感，虚無感から解放させて，その体験の中で患者は深い自己を体験する．患者は自分の魂にふれる気づきを与えられる．つまりスピリチュアルな経験を

する．

第四段階　開示できた実感
　患者とケアワーカーとの間に信頼関係ができると，患者は心の中をケアワーカーに開示できる．心を開示すると患者の心は軽くなり，自分自身を深く洞察する機会となる．より深い自己洞察・自己発見につながっていく．

第五段階　信じる能力の獲得
　スピリチュアルケアで，ケアを受ける者に求められるものの一つは，目には見えないけれど，人生を意味づけ，存在の枠組みとなるスピリチュアルな存在（超越的存在）を信じる能力である．目に見えないスピリチュアルな存在を信じることがなければ，人生の土台も枠組みもつかむことはできない．スピリチュアルな存在を信じる能力の獲得には，単に宗教的存在（神など）に限らず，目に見えないものを認め，その価値を認めることが必要である．そのうえで，目に見えないものと自分との関係を重視する必要がある．

第六段階　委ねる・自己受容
　スピリチュアルケアの特徴の一つは，自分の人生を生命の根源や超越的存在との関係の中で，委ねきるという行為である．これは自分の人生を超越的存在に委ねきることで，自分から手放すことである．あるいは，自分の本当の姿に気づいて，いとおしく思い，手放しで自分を受け入れることである．このような行為は不安・戸迷いが伴うもので簡単にできるものではない．患者がこの行為を実現できるかどうかにおいて，スピリチュアルケア・ワーカーとの信頼関係やケアワーカーのもつ人格への患者の信頼が大きな意味をもってくる．

8章 具体的ケース・スタディ

ここでは3つのケースを取り上げて、スピリチュアルケアの視点から検討してみる。それぞれのケースがもつ多様性があるが、共通点は、それぞれのケースをスピリチュアルケアの視点から検討して、どのような点が「スピリチュアル」なのかを明らかにすることである。ケースのポイント、ケース、検討の順ですすめる。

ケース1
生きがいを失った男性　68歳

ア）ポイント

①患者さんの趣味を生かしたスピリチュアルケア
②看護師との心の絆がケアになった
③絆を保ち、約束を果たしたいという願望が生きがいの原点

イ）ケースの紹介

末期がん患者のAさん（男性、68歳）は入院治療をしているが、病状の改善が見られず、肉体的にも精神的にも悪化していた。Aさんは公務員を定年になるまで勤め、その後、外郭団体で週数日働いていた。几帳面で真面目な人柄であるが、特に信仰を持つこともなく、誠実に生きることを目指して生きてきた。家庭的には連れ合いと娘さんが二人いる。今年になってすぐ、Aさんは肺がんの手術をし、いったん退院したが、3カ月後に再入院してきた。痰がつまって、呼吸困難となり、時々息が途切れることがある。末期の肺がんのため医学的には緩和ケアが中心になっている。看護師（N）は患者（A）さんの訴えに心を傾けることを看護の中心に考えた。

A1：「看護師さん、苦しいんだけど…なんとか楽にならないかな…今日も一日中我慢してたんだけども…もう限界で…息がつまって苦しいんだけれど……人の役に立ったり、私が生きていて喜んでくれる人がいれば、生きることも意味があるが、もう、俺には生きる意味が見つからないんだ。健康な人を見ると、自分が惨めに思えるので早く死んで、すべてのものから解放されたいんだよ…我慢して生きている意味がないんだよ…」
N1：「少し苦しそうですね。お話を聞かせてもらいましょうか」
Aさんの苦しみは肉体的苦痛だけではなく、生きる意味を失ったことからくる苛立ちが強くあるように看護師には見えた。そこで看護師は次のように応答する。
N2：「Aさんは今まで一生懸命に仕事をされてきて、生きがいを感じてこられたでしょうね。

仕事ができないことが辛いんですね」
看護師はAさんが仕事を誠実にしてきたことに誇りをもっていたことがわかっていたので，その意識に話題を向けた．Aさんは看護師の話を聞こうとする態度に安心を感じた．そして，自分の人生について語り出した．その話の中でわかってきたことは，Aさんがカラオケが好きだということだった．現役の時には，同僚とよくカラオケに行って演歌を歌っていたと言う．そこで看護師は，Aさんの健康状態に配慮しながら，演歌のことを話題にすることにした．演歌には，男の辛さ，人生の悲哀，別れの辛さなどがテーマになっているものが多いからである．看護師は，まず，「Aさん，演歌がお好きですか」と訊ねた．Aさんは頭を縦に振った．そこで看護師は「Aさんの歌を一度聞いてみたかった」と水を向けた．それを聞いてAさんは少し心を開いたように見えた．また，Aさんが自分の苦しさを，その瞬間は忘れているように看護師は感じた．そこでAさんがどんな演歌が好きだったかと訊ねた．さらに，看護師はAさんと一緒に演歌を歌ってみたいと言った．「今の状態では夢のようなことかもしれないけれど，もしもできれば嬉しい…」とAさんに伝えた．

この「一緒に演歌を歌う」ことは，Aさんの病状から現実的に不可能かもしれないし，期待されることはAさんには心の負担になるかもしれない．でも，「苦しい，死にたい，楽になりたい」と嘆くだけのAさんに，少しでも明日に向かって生きる目的を見つけてほしいと期待した．

Aさんと看護師との間には，心の絆が少しずつできあがってきた．看護師に甘えたり，わがままを言ったりすることは今までにあったが，看護師はそれを受け入れて，支えてきた．Aさんはこの看護師に支えられてきたことをよく知っていたし，ありがたいと思っていた．それで看護師が一緒に演歌を歌いたいと申し出てくれたことに，自分も応えたいと自然に思えたのである．看護師が「Aさんと一緒に歌えれば嬉しい」と言ってくれた言葉が，大きな励みになったのである．

痰がつまり，咳き込む状況の中で，到底歌など歌える状態ではない．しかし，Aさんは心の中で，演歌の曲が自然に流れているのを感じた．哀愁に満ちた曲に乗って，腹の底から歌詞をかみしめながら歌っている自分がいた．それは不思議な経験であった．自分の心が演歌の流れに沿って軽くなっていくのである．できれば一度だけでいいから看護師と一緒に歌ってみたいと本当に思った．

Aさんの病状は一進一退だった．苦しい時は，「もう終わりだ」と諦めの気持ちが強く働いた．また，少し元気の時は，「今日は良かった」と安堵した．そんな毎日の流れのなかで，看護師の言った「Aさんと一度歌を歌ってみたい」という言葉が心の底に残っていて，看護師の期待に応えて実現したいと思った．

看護師は毎日訪室してきた．看護師と演歌を歌うことを話した日から，Aさんと看護師の関係が少し変わったようにAさんも看護師も感じた．一日一日が以前よりももっと大切に感じた．看護師の期待に応える日は，今日か明日かと，その日の来るのを待っている自分がAさんの心の中にいた．肉体的にも，精神的にも声を出せる状態になりたいと祈った．声を出せるだけの肉体的力と精神的余裕ができれば，カラオケに合わせて歌ってみたいと考えた．

Aさんにとっては，看護師が言ったその一言の言葉が生きる力となった．看護師の期待に応えたいという気持ちが生きる力を引き出してくれた．看護師はAさんが一生懸命生きようとしていることがわかった．呼吸困難な時は，苦しいと嘆いたが，死にたいとは言わなくなった．Aさんは苦しい時には死にたいと思った．でも，死ぬ前に看護師の期待に応えたいという気持ちが強く働いた．だから，死ぬ前に少しでも気分の良い時がくるようにという，祈りにも似た気持ちになった．また，看護師が自分に最良の時がくるようにと心を使ってケアしているのが，Aさんにはよくわかった．だから，いつの日にか，Aさんと看護師が一緒に演歌を歌うという希望が，二人の心を結びつけ，一つの目標に向かって生きている感じがしてきた．病気のAさんは力強い支えを得た感じがした．また，自分の人生が自分一人のものではないと感じ，貴重なかけがえのないものに思えた．一生に一度の機会に今，生きている感じがして，とても嬉しい感じがした．看護師は「Aさんと演歌を歌う日が待ち遠しいのよ…」と声をかけた．

Aさんにとってこの看護師に巡り会えたことは，不思議な縁に思えた．偶然の出会いなのかもしれない．しかし，偶然だと言いきれないほどの大きな意志を感じた．今までの人生では，感じなかった大きな意志に包まれている感じである．自分の働きで生きる人生は，もう終わっている．今は，生かされているいのちの感じがした．

それは，スピリチュアルケアの一つといえる．自分の人生に期待をかけている者がいるということが，生きる意味を生み出し，生きがいを与えている．

秋のある日，Aさんは気分が良さそうだった．看護師は演歌を一緒に歌うことを持ちかけた．看護師は「Aさん，今日，一緒に歌おうね…」と言った．Aさんは「うん…」と言って笑みを浮かべた．少しはにかんだような笑みの中に，喜びの様子が見えた．そこで看護師はAさんの好きな「北国の春」のテープをかけた．音楽が流れてくるのをAさんは目を閉じながら聞いていた．看護師はそれを見て，Aさんの肩に手を当てながら，小さな声で歌い始めた．Aさんの唇を見ると，Aさんは看護師の歌に合わせて唇を動かし歌い始めた．Aさんの口は動き出したが，声は出てこない．声がないのに自分の呼吸が看護師と一つになって，力を込めて歌っている自分を実感した．Aさんは途中でなんども息をつまらせ，歌は途切れ，「北国の春」のテープだけが先に進んでいった．とうとうテープは流れきり歌い終えた．看護師はAさんの肩に当てていた手をしっかりと押し当てて，「一緒に歌えてよかった」という喜びを伝えた．Aさん

が声を出して歌った箇所はわずかだったが，テープが終わった時，Aさんも一つの歌を歌い終えたという実感がした．

看護師はAさんの顔を見つめて「Aさん，一緒に歌えたね．上手かったわよ…わたしは一緒に歌えて本当に嬉しい…」と言った．Aさんは目を開いた．Aさんの目がうれしそうに微笑んでいた．Aさんは心もち頭を下げて，ありがとうと言った．

Aさんと看護師が一緒に「北国の春」を歌ったことは，家族にも伝えられた．家族は本当によかったと喜んだ．そして，Aさんを含め，家族にも温かく心をかけているスタッフに，家族は心から感謝していると言った．
Aさんへのケアが家族へのケアにも繋がっていることをスタッフは実感した．そして，家族もスタッフを信頼していることが，Aさんにも伝わった．Aさんは安心した．Aさん自身は今は家族のために何一つしてあげることができないから，スタッフの家族への温かい心づかいは特別嬉しく感じたし，自分と看護師との関係が家族にも深い安心を与えていることを察した．そして，自分の力を超えた力が働いているとさえ感じた．Aさんは今までの人生の中では経験しなかったことが，自分には起きていると感じた．それは彼岸（向こうの世界，自分を超えた世界，超越の世界）からいのちが与えられているような感じである．自分では何もできないのに，周りの人達から親切にされ，助けられることは，それが自分を超えたところからやってくるように思えた．

Aさんの体力は徐々に衰え，痰がつまることが多くなり，呼吸も荒くなり，苦しそうな時があった．それでもAさんは不平を言わなくなった．静かに呼吸が落ち着くまで待っていた．「待つこと」を知ったように見えた．大きな時間の中で自分のいのちが営まれていることを信じているように見えた．

Aさんは自分を超えたものを「待つこと」を知った．ある時はショックや悲しみに心は動揺した．また，ある時は思いがけない喜びや感謝したいことがやってきた．それは人生の豊かさである．Aさんは病気の中で自分の人生にやってくる豊かさ，不思議さに自分を委ねている自分に気づき始めた．それは自分をスピリチュアルな世界に任せているといえる．Aさんにとって「待つ」という経験は，未来への期待であり心を膨らませてくれた．未来に何か起きるかは未知で不安だったが，それでも「待つ」ことを楽しみにすることができたし，待つことができるという強さが自分の内に生まれたように思え，それはAさんの自信となった．症状は悪化し，意識が朦朧とすることが多くなり，眠りから目を覚ますことが少なくなっていった．看護師はAさんが目を覚ましている時にはゆっくり時間をとり，身体を擦って過ごしたが，Aさんはすぐに眠りに入っていった．そして，暑かった夏が終わり，秋の到来した10月のはじめの明け方の４時，Aさんはこの地上での生涯を終えた．「北国の春」を一緒に歌った看護師も，Aさん

の最後を家族と一緒に見送った．

Aさんを見送った後，一カ月位経った頃，遺族が病棟を訪れて来た．Aさんを見送った寂しさを感じながらも，医療チームがよいケアをしてくれたと感謝の言葉を言われた．それは医療者にとって慰めとなり，明日へのケアをする励ましにもなった．

ウ）コメント

1) Aさんのケースは，Aさんが演歌が好きで，職場の同僚と一緒にしばしば演歌を歌ったという事実を生かしてスピリチュアルケアに繋げたケースである．Aさんと一緒に演歌を歌いたいという看護師の申し出は，演歌好きのAさんの関心を引き出したといえる．

　患者自身が一番好きなこと，得意なこと，誇りに思っていることに，患者さんの心を向けることで，患者さんの心は開かれていくことが多い．そしてそこが患者本人の人生の土台や生きがいと関わっていることが多い．その意味で，患者さんの好きなこと，得意なこと，誇りに思っていることに心を傾けることは，スピリチュアルケアの導入として，とても大切である．

2) Aさんは看護師と演歌を一緒に歌うため自分の体力，気力が回復するのを，今日か，明日かと待っていた．このような「明日を待つ」という心は，人に精神的張りを与える．そして，それは「明日」という未来との関係の中に，Aさんを位置づけてくれた．Aさんは明日起きることを待つことに生きる力を感じるのである．また，Aさんは，明日という具体的目標が定まることで，Aさんの人生を定める「枠組み」を持つことができ，生きることに安定を得た．このような生きるための「枠組み」を与えることがスピリチュアルケアであり，ここにスピリチュアリティの機能がある．スピリチュアリティが「機能」として働くと，生きがい，安定，希望，喜びを与えられる（「2・6・8「機能としてのスピリチュアリティ」参照）．

3) Aさんへの看護師と一緒に演歌を歌うという申し出は，生きるための「枠組み」を与える機能を果たした．看護師からAさんと演歌を歌いたいと申し出たことで，Aさんがそれを受け止めた時，そこに特別な関係が生まれたといえる．この特別な関係はAさんの人生に新しい「生きる枠組み」（生きる場，空間）を与えてくれる．そして，Aさんはこの「生きる枠組み」ができたことで，この看護師の期待に応えることを自分の生きる目的にしている．このようにAさんが見失っていた「生きる目的」を見つけるための援助が，スピリチュアルケアといえる．

4) Aさんは「自分を超えたものを待つこと」を知った．「待つ」というのは，非常に受身的行為であるが，同時に積極的主体的行為でもある．「待つ」とは，恋人を待つとか，良い知らせ（合格通知など）が送られてくるのを待つ，などの時に使うように，「待つ」のは一般には喜ばしいニュースが来るのを待つのである．「待つ」行為が成立するには，このような待つ対象を「喜ばしいイメージ」として頭に描く必要がある．Aさんは看護師と一緒に歌うイメー

ジを胸に膨らませているのである．Aさんは「北国の春」を歌える日を楽しみに待った．このような「待ち望む」ことは，人生を司る「大きなもの」をイメージすることを助ける．Aさんも小さな具体的なものをイメージ（看護師と一緒に演歌を歌う）することから，徐々に大きな期待（未来への期待）をイメージしていった．このような大きなものへのイメージ化が，スピリチュアリティを育てるのである．そのようなスピリチュアリティを触発し，引き出し，意識化することが，スピリチュアルケアである．患者さんが現実的に経験できる小さな事柄を「待つ」ことを通して，少しずつ，大きなものを「望む」（希望）ことへの援助がスピリチュアルケアであり，それが患者さんの未来への期待となるのである．

　5）Aさんが演歌「北国の春」を好んだことにも大きな意味がある．演歌は日本人の大人の間では，カラオケなどで大変親しまれている．特に，企業の中で歯車のように働き続けている人には，会社での非人間的な経験や無慈悲な経験は，人生の矛盾を強く感じさせ，心の中に深い痛みを生んでいる．だれにも言えないこの深い痛み，苦痛に，演歌の歌詞やメロディーが共鳴する．失恋，裏切り，孤独，失望などをテーマにした哀愁を帯びた曲に，自分を失った人は心を打たれて歌う．Aさんのように公務員としての厳しい人生を終えた人には，自分の心の深いところに触れる演歌は，やはり慰めになるのである．それはあたかも「心の故郷」に憩う感情を呼び覚ましてくれる．人は幾つになっても，身分が素直になり，正直になり，安心できる場を求める．幼い時の「心の故郷」に戻った感じがすると「自分らしく」なれたと実感する．この「故郷」に含まれる感情が蘇ってくると，自分の幼い時に体験した素直な「自分らしさ」が蘇るのである．このような素直な「自分らしさ」が蘇るのは，魂に触れるものがあるからであり，このような「自分らしさ」を呼び覚ますケアが「スピリチュアルケア」といえる．演歌「北国の春」は，Aさんの心の故郷に触れさせてくれたといえる．

　6）Aさんのケースをスピリチュアルケアを「超越的なもの」の視点から分析すると，次のようになる．Aさんは看護師と一緒に演歌を歌う日の来るのを待った．体力の回復を待ちながら，徐々に自分の人生を回想し，自分の人生のドラマの中に，自分では測り知れないものが介入しているのを感じる．その不思議な力の介入を思いながら，それに自分を任せて平安を感じ始める．それは自分を超えた力と自分との間に関係が生まれたことによる「癒し」である．「癒し」はあるがままの自分を受け入れることである．自分のいのちに計り知れない力が働いていることに気づくことがスピリチュアルな出来事である．さらに，Aさんと看護師が一緒に歌うという約束は，Aさんの残された生命に「意味づけ」を与えている．この危機における人生の「意味づけ」はスピリチュアリティの一つの機能である．このようにAさんと看護師の約束は，未来への希望を与えた．このようなスピリチュアリティが覚醒するように援助することが，スピリチュアルケアといえる．

ケース2

自分の人生を振り返って悔いをもつ男性　50歳

ア）ポイント

　①挫折体験
　②妻の望みを叶えられない後悔
　③価値観の転換

イ）ケースの紹介

Bさんは50歳，会社員．大学卒業以来一途に仕事に励み，今年，営業統括部長に昇進することが決まっていた．仕事一筋で不平不満を言わずに仕事に専念してきたので，会社内での評判も良く，上司，部下からも信頼が厚い．

最近，体力，気力の減退を感じたBさんは会社の診療室を訪ね，血液検査，レントゲンを撮り，結果が思わしくないので近所の県立病院でMRIなどの精密検査を受けた結果，肝臓がんと判明し，手術が必要と診断された．医師はBさんの会社での立場や家族への責任を考慮して，Bさんに検査結果を知らせ，手術の必要を説明した．説明当日は，夫人と娘さんが同席して，医師から説明を受けた．Bさんは夫人や娘の手前，心の動揺を表に現さなかったが，医者は告知後にBさんが一瞬表情を変えたのを見て取った．

Bさんは病名説明を受けた時，家族の経済生活の基盤が揺れ動くのを実感した．今までは，平均的経済状況よりも余裕のある生活をしてきた．これからの闘病生活に必要な費用と収入の減少を考えると，心が不安になった．また，会社で最近立ち上げた新企画の事業の責任を考えると，自分が欠けた後のことが不安になった．会社に迷惑をかけたくないとの強い思いが湧いてきた．また，今まで家事のこと，子どもの教育のことなどは，ほとんど妻に任せてきたので，夫としての責任を果たせずにきたことが多かったと思った．結婚以来，妻には，ずいぶん苦労をかけてきたと悔いが残った．特に，妻が夫の定年退職後に海外に旅行したいと夢を膨らませていたから，その夢をだけは叶えたいと思っていたので，病気で果たせなくなることを考えると，妻に申しわけなくなり，胸が締めつけられた．

Bさんが入院した当日の午後，スピリチュアルケア・ワーカー（以後，Wと表記する）がBさ

んを訪問する．病室でのBさんは病状が安定しているのか，想像したよりも落ち着いている．ワーカーは，日常的挨拶をかわし，ここには自分のような者（スピリチュアルケア・ワーカー）がいるので，相談したいことがあったら呼んでくださいと伝える．そのうえで，ここでの生活，今の気分，心配事がないかと訊ねる．Bさんは黙って聞いていたが，沈黙の中に，Wが来たことについて迷惑とは感じていないと読み取れた．

W1：「患者様の中にはいろいろ相談事があるのに，誰も聞いてくれる人がいないので，一人で悩んでいる人もいます．最近の病院では患者様のために，いつでも相談できるシステムを作っています．私もその一員です．」

WはBさんに安心感を与え，自分との関係を作り出すための一つのきっかけを与えておきたかった．

W2：「入院していかがですか」

B1：「そうですね．病院に入院して一人になると何か相談しようと思っても，相談する人がいなくて困りますね．私だけでなく，他の人も同じだと思います．」

WはBさんには相談したいことがあると察した．しかし，相談事を自分に打ち明けてくれるかどうかわからない．また，相談したいことが何なのかもわからない．経済的問題なのか，会社の仕事のことなのか，あるいは家族のことなのかもわからなかった．ただ，Bさんの戸惑いは消えて，Wをそれなりに受け入れてくれていると感じて安心する．

W3：「私はこの病棟を回っていますので，ときどき顔を出させてもらいますし，Bさんが呼んでくださればいつでも来ることができます．Bさんの体調や気分が悪い時には，断わってくださって構いません．次の機会に来ることもできます．」

Bさんに以上のことを話しながら，少し紹介が長すぎたと感じたが，Bさんと自分との関係を作るためには，自分の立場を多少理解してもらっておくことがよいと感じた．

B2：「ときどき来て，話に付き合ってください」

W4：「お話を聞かせてもらうのを楽しみにしています．」

Bさんとの最初の面談であったが，心を開いてくれているように感じて安心した．

2日後，病棟のナースからBさんの気分が落ち込んでいるので，話を聞いてほしいと連絡が入る．病室に入ると，Bさんは暗い表情でちらっとWを見たが，無表情に下を向いてしまう．Wは無視されたというよりも拒否された感じがして居心地悪さを感じたが，次のように話し出す．

W5：「Bさん，こんにちは，気分が悪そうですね．何かありましたか．」

Bさんの表情は確かに落ち込んでいる様子であった．その理由を訊ねてみた．Bさんの表情には，怒りが見えた．

B3：「先程，先生が来て，検査結果が思わしくなく，今後のことを話してくれました…（沈黙）」

W6：「検査結果が思わしくなかったんですね…（沈黙）…Bさんはそれを聞いて落ち込んだんですね」

Bさんはただ黙って聞いているだけだった．Bさんは医師から検査結果の説明を聞いて相当辛い思いをされたようである．Bさんは自分の病気についてはもう少し楽観的に考えていたようだ．

W7：「Bさん，今の気持ちを少し話せますか」

B4：「（沈黙）…そうですね…（沈黙）…」

W8：「担当医から，どんなふうに検査結果を告げられたか，お話できますか．」

WはBさんの気持ちが混乱して，整理しきれないでいるのを感じたので，できるだけ具体的事柄から話してもらうように考えた．Bさんは，少し考えて，先程，医師から告げられたことを思い出しながら話しはじめた．

B5：「先生は写真や検査データーを見て，肝臓が弱っていると説明してくれました．データの値を言われても，素人にはどのくらい悪いのかよくわかりません．治療方法はいくつかあるが，手術をするには病巣が大きすぎて身体の負担が大きすぎるので，避けたほうがいいということでした．残りは放射線療法があるが，まず抗癌剤治療から始めましょうということでした…（沈黙）」

Bさんにとってがんと診断され抗癌剤治療を始めなくてはならないということが相当の痛手である様子であった．

B6：「今までなぜ，自分が気づかなかったのか悔しいです（涙ぐむ）．こんなになるまで自分が気づかなかったことが，もう取り返しがつかないようで，悔しいです（沈黙）．」

W9：「気づいていればと思うと自分が悔しいですね（沈黙）」

B7：「自分だけのことなら，自分が我慢すればいいんですが…家族や会社にも迷惑をかけてしまうので，どうしようもなく悔しい…」

W10：「ご家族や会社に迷惑をかけてしまうことが悔しいですね…ご家族や会社のことを少し聞かせてくださいますか．」

B8：「家内には今まで苦労をかけてきたし…これからの生活を考えると辛いことが待っているように見える」

W11：「ご夫人には苦労をかけることが多かったですね．」

B9：「…」（沈黙，涙ぐむ）

W12：「今では仕事のことに熱中していて，自分のことなど頭にはなかったんですね．」

Bさんは仕事に熱中し，自分の健康に注意しなかったことに悔いていた．不注意なうちに病気が相当進行していたことに対して，また，予後についても不安な様子だった．予後が悪そうなことに気づいて不安になっているのだと感じた．

W13：「Bさんが一生懸命に家族を支えてこられたことは，ご夫人も子供さんも十分にわかっていて，感謝していると思います．」

Bさんが自分の不幸だけに目を向けていて悲観的になりがちであると感じた．WはBさんの生き方，家族への思いはまちがっていないし，家族にも伝わっていることをBに気づかせたいと思った．患者が病気や予後だけに心を奪われている時，患者自身の生き方や価値観に目を向け，かつその足跡に目を向けて人生全体を広い視野から見直す作業をすることは，スピリチュアルケアの視点からも重要である．人は苦難に出会うと，困難や出来事のみに心がとらわれて，視野や狭くなり，自分の身に降りかかった不幸を嘆くだけになることがある．このような嘆きを十分嘆くことには意味あるが，不安を羅列して自己憐憫に陥って感情的にも落ち込むだけになることには注意する必要がある．

Wの傾聴の姿勢に助けられて，Bさんは心の嘆きを口に出して感情の整理ができたようであった．WはBさんの心の中にある不安，怒り，恐れを十分に外に出せるように心がけた．それと同時に，Bさんがもっている会社や家族への責任感や社会経験を生かして，広い視野から自分を見直せないかと考えた．嘆くことを通して物事の整理と，新しい視野の獲得に繋がることが望ましい．自分を新しい視野から見直すことで，自己受容に導くことができればと願った．

Bさんの懸命な働きぶりや家族を支えたいとの思いには家族が感謝していると思う，というWの言葉を受けて，
B10：「そうだったらいいんですが…」
W14：「Bさんの会社での働きは，高く評価されているんだと想像できます．」
B11：「私は少しやりすぎたかもしれません．自分に対して厳しかったように，同僚や部下にも厳しくて，周りの人たちは苦しかったことも多かったかもしれません．」
W15：「同僚や部下が，Bさんを厳しい人だったと評価しているように思いますか….」
B12：「そう思います」（反省と納得の混じった表情になる）
W16：「Bさんはなぜ，厳しくされたんですか．」
B13：「会社のためです．」（よどみなく返事したところに，Bさんが会社人間だったことが伺えた．）
W17：「会社のためにしたことで，自分のためではなかったんですね．」
B14：「もちろん，自分のためではありません．」
W18：「自分のためでなくても，自分のしたことをひどく反省しますか」
B15：「（沈黙，少し考えて）いいえ，あれでよかったかもしれません」
W19：「Bさんに感謝している人やBさんのリーダーシップを高く評価している人もいるかもしれませんね．」
B16：「そうだったら嬉しいですが…」
W20：「きっと，おられると思います．」

ここまでのやりとりで，Bさんは少し落ち着いて自分を取り戻したように見えた．自分を責め

る気持ちは消えて，むしろ，自分が努力したことや仕事への取り組み方はあまりまちがっていなかったように感じ始めたことによる安堵感が見えた．看護師のことばによって，過去の自分が受け入れられたことで心の負担から解放されただけではなしに，積極的自己受容につながっていった．

ウ）コメント

　1）このケースは入院数日後，医師から検査結果の説明を受けて落ち込んでいたBさんを見た病棟看護師が，ケアワーカーに訪室を依頼したケースである．面談の内容は検査結果のこと・家族や会社への迷惑のこと，そして，今までの自分の生き方のことなどに発展している．

　2）面談での話のテーマはいろいろあるが，共通して流れている問題は，病気になって人に迷惑をかけ，夫として社会人として責任を負えない自分が許せない，受け入れられないという，自己受容できない自分である．「病気になった自分」を「もう一人の内的自己」が受け入れることができないというところに問題がある．すなわち「病気の自分」とそれを見ている「もう一人の自己」との葛藤である．このような葛藤に気づいたケアワーカーは，会社人間だったBさんの物の考え方の視点を変えることで，Bさんが自己受容できるように援助した．

　3）このケースではBさんは思いもかけず病気になり，深い挫折感とともに家庭的にも仕事上にも人生計画の変更を迫られた．それと同時に先行きの見えない中で，心は過去の生き方に向けられ，落ち込むことが多くなっていた．仕事に熱中して家族に十分な時間が取れなかったこと，夫人が楽しみにしてきた海外旅行を実現できないことなどが深い反省をもたらした．Bさんの頭にはこのような過去の生き方への反省，悔いが強く働いていて，人生の評価に片寄りがあった．Wはそのことに気づいたので，反省・悔いに焦点を合わせて，Bさんの視野を広げたいと思った．このような反省・悔いはスピリチュアルケアの対象の一つである．

　4）Bさんの今までの生き方を肯定し，受容し，Bさんの否定的自己評価に対して，広い視野から自分を見直す機会を与えるよう働きかけた．特にW10の会話でBさんの視点を家族や子どもたちの方向に向けていることは，自分の側でしか自分の生き方を評価していなかったBさんが，家族や会社に考えを向け，反省の思いが消える機会を与えている．ケアワーカーがBさんの問題である家族や子どもたちの方に心を向けて，一緒に課題に取り組むことは重要である．

　5）同様のことは，会話W12でもみることができる．またW15では会社でのBさんの生き方に焦点が当てられている．Bさんの会社での自己理解は，同僚や部下に厳しい人と評価されていたと想像していた．しかし，W15の言葉「同僚や部下がBさんを厳しい人だと評価しているように思いますか…」という応答は，Bさんに自分の生き方を立ち止まって振り返る機会を与えることになった．Bさんは，B12で「そう思います」と答えた．W16は「Bさんはなぜ，厳

しくされたんですか．」ともう一歩踏み込んでBさんの気持ちを訊ねた．B13「会社のためです．」と答える．W17「会社のためにしたことで自分のためではなかったんですね」というWの応答に，B14「もちろん，自分のためではありません．」と答える．ここで新しい展開になっていく．Bさんはそれまでは自分の生き方が誤っていたのではないかという不安と反省を強く持っていた．その不安と反省の思いが強くて自分を責めて，結果，視野は狭まり，自分を外の視野から見ることができなくなっていた．W15での応答はBさんに新しい視点から見直す機会を与えた．この視点の転換で，Bさんは自分が自分の利益のために自分が生きてきた人間ではないという，新たな気づきをつかむことができた．これはBさんの生き方にあった後悔や自責の念から，Bさんを解放した．この解放感はBさんが生きてきた人生に積極的評価を与える機会となったことが想像される．

　このような自己への新しい気づきは，「究極的自己」に当たるものである．同僚や部下から厳しい人と思われているとの誤った自己理解に気づき，本当の自分に気づいたのである．ここにあるものはスピリチュアルケアである．「究極的自己」に気づくには，誤った自己像，仮面的自己を捨てて，本当の自分に気づく作業が必要である（「2・3・3究極的自己」参照）．

　6）Bさんは自分が終末期がんになったことで，人生のすべてが否定されたように受け止めていた．しかし，Wの介入によって，Bさんの今までの人生は，自分の欲望達成や出世のためだけに動かされたものではなく，会社のため，家族への純粋な思いからやってきた自分がいることに気づいた．Bさんはこの時点で自分を責めていた自己から解放されて，自分を積極的に評価できて嬉しく思えた．スピリチュアルケアは本当の自分に気づくことであり，それは失った自分を見つけ出すことであり，癒しともいえる．

　7）WはBさんがよい会社人間で，上司からも部下からもよく評価されていることに気づいていた．そこでBさんが自分を消極的にしか評価しなくなった時，Bさんの主観的評価だけではなく，上司や部下の評価の大切さに気づいた．Bさんが見ていなかった点をWが気づいていた．Bさんという人格をしっかりと見抜いて，積極的に評価してくれた人はWである．Bさん自身には見えなかったBさんの積極的面に気づいていて，Bさんにも気づかせてくれた．このようにケアワーカーは患者の気づいていない側面を見て取って，患者に気づかせるように援助する．
このケースはスピリチュアルケアという視点から見ると，Bさんが見失っていた超越的他者の視点をWが持っていて，それに気づかせてくれたといえよう．Wは超越的存在ではないが，Bが気づかなかった視点を与えたという点で超越的視点を持っているといえる．

　8）スピリチュアルケアの視点から見ると，このケースはBさんのアイデンティティの問題を扱ったケースでもある（「2・6・5「セルフ・アイデンティティ」（自己同一性）としてのスピリチュアリティ」参照）．Bさんは会社員としてのアイデンティティを強くもち，そのアイデ

ンティティがまちがっていたのではないかと反省していた．また，病気になって，会社に迷惑をかけ，会社から役立たずとして捨てられると恐れていた．Wの介入によって，Bさんは会社で尊敬され良いリーダーとの評価があることに気づき，恐れの気持ちが薄れた．今まで頑張ってきた自分や会社への忠誠心が，やっぱりまちがっていなかったと思えて安堵したようである．スピリチュアルケアの一つの目標は患者が見失いかけた自己を取り戻すことである．それはスピリチュアルケアの機能の「癒しの機能」である．失いかけた自己を取り戻して，自己受容できるようにするケアである．このケースは仕事人間として会社のためにほとんどの時間や労力を使ってきたのに，病気によって人生の目標を失い，人間としての存在の価値を失ったことで，ひどく落ち込んでいたが，Wの介入で積極的に自己評価できたケースである．

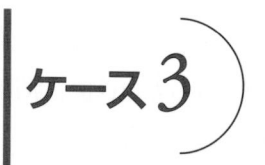

ケース3
バチが当たったと苦しむ女性　68歳

ア）ポイント

①信仰の確信が揺らぐ
②バチが当たったという言葉
③救済（罪をゆるすカミ）

イ）ケース

　Cさんは乳がんの手術を3年前に受け，順調に回復していたが，最近，疲労感が強く体重が急激に減り，精密検査を受けたところ，心配していたがんが肝臓に転移していることがわかった．乳がんの手術後，毎年精密検査を受けてきたが，今回がんが見つかって「やっぱり来た」とショックは大きかった．子どもは長女，次女，それと長男の3人で，それぞれ独立し，平均的家庭を形成している．夫は10年前に心臓発作で突然召されていた．家にはCさん一人で住んでいたが，子どもたちは近距離に住んでいるので，食事のことや身辺のことなどを心に留めたり，孤独になりやすい母を慰めてくれていた．子ども達の孫もよく見舞いに来るので，Cさんはそれが楽しみであり，気の晴れるときでもあった．

　Cさんは子ども時代から自由に育てられ，比較的経済的にも恵まれていた．わがままではないが，自律的で自由を重んじ，入院してからも食べ物は自分の好きなものを長女が運んできて食べることが多くあった．病院のルールを破ることはなかったが，寝る時間，起きる時間，テレ

ビを見る時間，人と話す時間などが自分の中で決まっていて，きちんとした生活態度が目立った．

Cさんが25歳の時，主人と恋愛結婚したが，夫婦仲は良くなく，結婚生活には失望していた．夫はすでに他界していたので，Cさんは一時，長女の家族と生活をしたが，一年ほどして，前の家に戻り，一人暮らしを始めていた．経済的には裕福ではないが，贅沢をしなければ自立できた．最近は体力・気力が衰えて孤独感にとらわれることも多いということだった．

娘時代には，自分の母親や祖母に連れられて，寺参りをしたことがあり，宗教的雰囲気に馴染んでいた．親や祖母に連れられて寺に行き読経を聞き，線香の匂いに包まれて，仏像の前で手を合わせることは自然に身についていた．特定の宗教には入らなかったが，結婚してからも心の中には仏様がいてくださって，私たち衆生を見ていて下さるという感覚があった．新年の初詣やお盆の墓参りは欠かさなかった．それは自然に生まれる思いからであった．信仰といえるものはないが，悪いことはしてはならないし，良いことをしていれば，良いことが必ず帰ってくると単純に信じてきた．病室では回復することを心の中で祈っていたし，食事時には合掌し，自然の恵みに感謝する習慣が身についていた．Cさんには優しさや温かみを感じさせる宗教的雰囲気があった．

肝臓への転移を医師から直接知らされた時，本人は瞬間的に「バチが当たった」という言葉がひらめいたという．理由はわからないが，次に「どうして私が…」という気持ちが湧いてきて，目の前が真っ暗になったという．「どうしてわたしがこんなに苦しまなくてはならないのですか…」とカミ様に尋ねようとしたが，そんなことをしたらさらに罰せられるのではないかと恐れたという．自分の中に「なぜ，私が…」という疑問があるのに，それを仏様に尋ねることは，カミ様の怒りを呼び覚ますことになるのではないかと，聞きたい気持ちと恐れが混在したという．Cさんは「カミ様」という言葉を使ったが，特にキリスト教の神ではなさそうであった．キリスト教・仏教・神道などをひっくるめた，何か大きな生命の源であり，礼拝の対象としているものを指しているように思えた．
スピリチュアルケア・ワーカーによる数回目の病室訪問時，Cさんは少しずつ自分の宗教的背景や気持ちを話し始めた．ケアワーカー（W）は挨拶の気持ちで今の状態を訊ねた．

W1：「今日はいかがですか」
C1：「そうですね…まあまあです」
W2：「特に変わったことはありませんか．」
C2：「自分がこんな病気になったのが，悔しいですね」
W3：「病気になって…なぜ，こんなになったかとお考えになるんですね」
C4：「バチが当たったんですかね…」

W4「バチが当たったように感じますか」
Wは「バチが当たった」というCの言葉を聞いて，心から本当にそう思っているとは思えなかった．その言葉は，なぜ，こんな苦しみがあるのだろうか．という，Cの心の葛藤の現れのように感じた．

C5：「私は人に対して親切にするように努めてきたから，カミ様がバチを与えるとは思えないんですが，でもこんな病気になると…（しばらく沈黙）…昔の人はバチが当たって言いました．」
W5：「昔の人は，そんなふうに言いましたね．Cさんもそんなふうに感じますか」
C6：「どうしてこんな病気で苦しまなくてはならないのか，よく考えます．考えれば考えるほど，わからなくなって，自分は何のために生きてきたんだろうかと思います．」
W6：「病気になった自分を見て自分の人生は何だったのかと真剣に考えるんですね」
C7：「考えれば考えるほどわからなくなるんです．自分が信じてきたものが崩れる感じです．」
W7：「信じてきたものとはどんなものですか」
C8：「私は小さい時から母や祖母に連れられてお寺によく行きました．そこでお坊さんの話を聞いたり，墓参りをしたりしました．特別，一つの宗派をもっているわけではありませんが，私はどの宗教も最後は一つだと思うんです．ただ，真面目にカミ様に祈っていれば聞いてくださると思っていたんです．」
W8：「カミ様を信じてきたのに，こんな病気になったことで，自分の信仰がわからなくなったんですね．」（Cは黙って，Wの顔を見上げていた．）
W9：「Cさんがそう感じられることは，Cさんだけではないと思います．誰でも病気になると自分の信じてきたものがそれでよかったかどうか不安になります．」
C9：「私は子どもの頃から信心深い母に連れられてよく寺に行きました．母は自分があまり健康でなかったので，信心に頼っていました．私は女学校の時ミッションスクールに入れられてキリスト教に触れました．礼拝や聖書の時間がありました．私はシスターに可愛がられた印象があります．ミッションスクールでしたので数人のシスターがいたのを思い出します．…（沈黙）結婚した相手は無宗教でした．夫と宗教の話をしたことはありません．夫は宗教は弱い者がすがるものとしか思っていなかったからです．私は特に一つの宗教に入ることはなかったんですが，仏様の慈悲や神様の愛が心の中に残っています．仏様も神様も名前は違っても，何か大きな愛があって，私を守っていてくださると信じているんです．」
W10：「Cさんの中には，お母さまの信仰と女学校でのシスターのキリスト教が心に残っているんですね．それぞれ立派な生き方だったでしょうね．」
C10：「母は非常に信心の深い人で，周りの人への配慮のよくできた人で，私は今でも母のような生き方をしたいと思っています．また，女学校のシスターは若い私たちには夢のような人でした．本当に美しい女性でしたので，皆憧れていました．心の中に今でもはっ

きり覚えています．」

Cさんにとって母親とシスターはどちらも尊敬する人物として映っている．Cさんは自分も母親のように親切で，シスターのように愛に溢れた生き方をしたいと願っている様子が見て取れた．Cさんの理想的生き方がそこにあり，その理想がCさんから生きる力を引き出して，今まで生きてきたように受け取れた．

数日後，CさんはWに会いたいと言ってきた．WはCさんのベット脇の椅子に座った．
C11：「私は自分がこんな病気になったのは，バチが当たったのではないかと思っているんですが…」
WはCさんが前回もバチが当たったのではないかと言ったことを思い出して気になった．Cさんの心の中には深い痛みがあるのだろうか．
W11：「バチが当たったというのは，どういうことですか．何か思い当たることがありますか．」
C12：「今回の入院で，私はもう治らないと感じています．先生も子どもたちも私に本当のことを隠して，何にも言いません．…でも…（涙ぐむ）…どんどん痩せていく自分を見て，もう終りだと感じます．もうここまできたので悔いはないんですが…私がこれからどこに行くんだろうかと思って怖くなります．自分に自信が持てなくなりました．」

W12：「Cさんは，この病気になって，身体が思うように回復しないので不安になり，どうなるのか怖いですね．」
C13：「元気な人がたくさんいるのに，自分はどうしてこんな病気になったのかがわからないです」
W13：「Cさんは，自分が病気になったことがわからないんですね．」
C14：「今回，病気になるまでは元気でした．元気な時は，自分が病気になるなんてまったく考えてもみませんでした」
W14：「Cさんは，お元気だった時には，ご自分が病気になるなんて考えなかったんですね」
C15：「元気だけが自分の取り柄と思っていたんです．だからずいぶん働きました．他人には私は苦労なんてしたことがないように思われているんですが，私は人が寝ている間も働いて子どもを育て大学にも行かせたんです（急に顔がこわばり緊張した様子，沈黙）．…夫はパチンコやギャンブルばかりして病気になって三年前に死にました．夫は勝手な人で，残したのは借金だけでした（Cさんの表情に怒りが見える．Cさんの夫婦関係はうまくいっていなかったようである）．人並みに生活するのが目標で子どもには勉強せんといかんと言ってきたので，長女も次女も小学校の先生になり，長男はサラリーマンになりました．…でもつまんないですよ．子どもたちは忙しくて，私のことなどどうでもいいんです（声を掠れさせて泣き出す）．」
W15：「家族を支えるために一生懸命に働いてこられましたね．…子どもさんたちは立派に育ったんですね．…（Wはゆっくりと噛みしめながら話す）．子どもさんたちは忙しくて

　　　　　…悔しいという感じがするんですね」

実際には，子どもさんたちは母親に気を使い，よく面倒を見ていた．しかし，それでも満足がいかないようであった．

C16：「（うなずく）…（沈黙）」

W16：「Cさんは子どもさんたちに期待をかけていたんですね．…（間）…子どもさんたちもCさんにはずいぶん感謝し，心をかけていると思います．でもCさんには子どもさんたちが遠く離れてしまったと感じているんでしょうね．」

C17：「私は子どもの頃から信仰的雰囲気の中で育って，自分が辛い時も，困った時もカミさまが全部見通して知っていてくださると思って，慰められたんです．夫が親類から借金して困った時も，全部知っていてくださるカミさまがいると思って我慢しました．…（泣き出す）でも今，私は自分が全部見通されていると思うと怖いんです．私の人生の全部をカミ様は知っていると思うと，怖くなって夜も眠れないんです．自分が本当にカミ様のところに行かれない気がします．」

W17：「昔，カミ様は全部見通していてくださるので頑張れたけれども，今は怖くなるんですね」

C18：「自分に自信がなくなり，自分のみにくさだけが心に襲ってきて，自分が責められます．」

W18：「Cさんは自分の人生が全部見通されていると感じて恐ろしくなるんですね．」

　WはCさんの心の中に深い罪責感があるのを感じた．この罪責感がCさんの中で自責の念となっている．カミ様が昔は慰めになったが，今はむしろ怖い存在になっている．なぜ，恐ろしい存在になったのか．Cさんは自分が全部見通され自分の生涯が全部知られていると言っている．この時点でWはCさんがキリスト教の影響を受けていることに気づいた[*1]．全知全能の神は聴き手の心の在り方によっては，愛の神にもなり，恐ろしい神にもなる．Cさんの過去の人生も現在の生活も，そして表面的なことも，内面的なことまで知られていると思うと，カミ様が怖く感じられるという．ここには深い宗教的痛みがあるように見えた．Cさんの神観に関わる問題がある．このような神観がどこから生まれたのかは証明できないが，Cさんが幼い時に受けた仏教や女学校時代のキリスト教の影響が考えられた．この問題はCさんが自分の人生を納得して受け入れられるか，あるいは，カミ様を畏れて死を迎えるかの決定的問題である．Wはここで宗教的介入の必要を感じた．そこでWはもう少し宗教的な事を自分と話してみてもよいし，別の宗教者と相談するのもよいと話した．Cさんは自分はカトリックの女学校で聖書を

---

*1 新約聖書マタイによる福音書10：26に「覆われているもので現されないものはなく，隠されているもので知られずに済むものはないからである」とある．この言葉は，読者の心の在り方によって，慰めにもなるし，畏れの原因にもなる言葉である．しかし，その後に続く言葉を読むと，慰めの言葉が語られている．「魂も体も地獄で滅ぼすことのできる方を恐れなさい．…あなたがたの髪の毛までも一本残らず数えられている．だから恐れるな．あなたがたは，たくさんの雀よりもはるかにまさっている．（マタイによる福音書10：28〜31）」ここには雀が神の愛で養われ守られているのであれば，人間はなおさら神の愛が注がれているのだと語られている．この神の愛の慰めを解き明かして伝えるのが，牧師や宗教家の働きである．

読み，賛美歌を歌ったことがあるので，一度神父様に会いたいと言った．

　そこでWは親しくしているカトリックの神父に連絡をとり，病室に来ていただいた．神父がCさんの訪室を訪問された．Cさんは女学校がカトリック系であったので，神父の話は親しみがあり，安心したようであった．神父はCさんの死期が近づいていることを察して，毎日のように訪室してCさんの話を聴き，またわかりやすい話をしてくださった．その話はCさんを若いときの楽しかった過去の記憶を蘇えさせ，心を素直にさせたようである．Cさんは神父の話にうなずきながら聴き，納得していた．それまでのように「カミ様は怖い」などと言わなくなった．神父の言葉を信頼し，自分の残りの人生をカトリックの信仰に託したいという気持ちになった．そのことを知った神父はCさんの信仰を喜んで受け入れて，病室で洗礼式を行った．Cさんの心にあった葛藤が何だったのかは，Wにははっきりとしなかったが，洗礼を受けた時のCさんの表情は重荷を降ろして平安を得たようであった．その後，肩の重荷を降ろしたかのように，静かに死を迎えられていった．

ウ）コメント

　1）このケースは，スピリチュアルケアの中でも，深い罪責感に関わるケースで宗教家の介入が求められるケースである．スピリチュアルペインは幅広く，種類も深さも異なるものである．たとえば，入院することで生活環境が変わるので自分の場を奪われたという不安もスピリチュアルペインであり，人生への罪責感を持つのもスピリチュアルペインである．事例Aさんのように入院中の生きる意味が問題なこともあれば，人生の終わりにあたって自分の人生の意味は何だったのかと問うレベルのこともある．スピリチュアルペインのレベルの深さによっては，ただ話を聴くだけでは解決できない問題が含まれていることもある．特に，罪責感を伴うCさんの苦痛には，宗教的赦しが必要であった．Cさんは幼い時からカミ様の存在を信じる習慣を持ち，日常生活感情としてカミの存在を信じてきたCさんには積極的に宗教的援助が必要にみえた．

　特定の宗教に入ることはなかったので，Cさんの信仰は，教理・教義によってしっかりと土台が座った信仰ではなかった．むしろ，宗教的心情というようなもので，目に見えない大きな存在への畏敬の念，尊敬の念を中心としたものである．このような心情は強くCさんの心にあったが，自分に不幸が襲ってきた時，その不幸をどのように受け止めて生きるかはわかっていなかった．大きな生命への尊敬・感謝はCさんの中にあったが，不条理な人生にどのように向かい合い生き抜くかの道は承知していなかった．不幸や理不尽なことに対する教理上の理解がまったく欠けていたので，ただ戸惑うばかりであった．このような時，宗教家の介入が必要になる．それぞれの宗教には教団・経典・教義・礼典・教祖などがあるものであるが，特に，経典を基にして組み立てられた教義・教理には，不条理な人生，理不尽な人生に対する絶対的一つの教えをもっている．自然界で起きるすべての事にその宗教の解釈と生き方が示される．それが宗教の力になり，人を慰め，力を与えている．Cさんにとっては，このような宗教家から

の援助が必要になっていた．伝統的宗教には蓄積されたスピリチュアルな知恵があって，それが一つの解決の方向性をもつことがある．

　2）スピリチュアルケアでは深い罪責感，自虐的感情をもって苦しんでいる患者に出会う．人間は病気や死という極限状況では，過去を振り返ることが多くなり，自分の過ちや失敗に敏感になり，深い罪責感をもつことが多いからである．その結果，自分の存在を否定したり，自身の人生全体を否定し，過去の自分に嫌悪感や拒否的感情をもって苦しむ人がいる．くよくよ悩み，自分を責め，解決の見えない谷底に落ちたように悩み続ける．これは深いレベルのスピリチュアルペインである．

　3）患者は死を目前にしながら，自己の人生の総括をする中で，自分自身の生き方，性格，人間関係を振り返って，自分の足りなさ・過ち・失敗・悔い・後悔・罪責感といった感情をもつことが多い．異常に自虐的傾向が見られる時には，深い内的問題を抱え，簡単には人に相談もできず自分の中で葛藤していることが原因である場合がある．このような場合には宗教的援助が必要な場合がある．ただし，宗教の選択には思慮が必要になる．Cさんの場合には本人の希望でキリスト教のカトリックを選択したので，神父の介入を依頼した．
　神父・牧師・僧侶に危機介入を依頼する場合も注意が必要である．介入を依頼する宗教家は病気をもって病床に伏している患者の心を理解し，配慮できる知識と感性をもつ人であることが望ましい．またスピリチュアルケアについての一般的知識をもっている宗教家に依頼することが望ましい．神父・牧師・僧侶も自身の信じる信仰が最も良いと信じるものであるので，患者を入信させようとする傾向がある．宗教家が自分の信じている宗教こそ最善と信じていることは当然であるが，それを患者に伝えようとすると，患者には宗教の押しつけに感じられる場合がある．スピリチュアルケアでは患者中心のケアを重視するので，患者の話に丁寧に耳を傾け，必要ならば救済を伝える能力をもち，患者の人権や主体的選択と判断を尊重できる宗教家であることが望ましい．

　4）宗教家の介入が必要になるのは，宗教家がもっている宗教的教理の知識が患者の罪責感を解決できると想定できる場合である．このような場合には宗教的救済や宗教的赦しを宗教家が伝える必要な場合である．このほか宗教家による介入が必要であると考えられるケースは，盗み，詐欺，殺人，など人道的に誤った行為に関わる事柄を告白された場合がある．患者は深い罪責感に苦しんで，どうしても人に聴いてもらいたくて告白する．あるいは・堕胎・幼児虐待・老人虐待・性的問題など，非常にプライベートな事であるがために，一人で悩み続けてきた問題に患者が苦しんでいる場合などである．このような患者のケースの場合には，宗教家の介入を求める必要がある．

9章 スピリチュアルケア・ワーカー論

ここではスピリチュアルケア・ワーカーについて，ケアワーカーの資質・態度・教育・資質を磨くという4つのテーマを取りあげる．

　スピリチュアルケア・ワーカーには，専門的スピリチュアルケア・ワーカーと専門教育がない一般的な人とに分ける必要がある．専門的スピリチュアルケア・ワーカー（たとえばチャプレン）は，アメリカでは4年制大学を終えて，3年間の神学校を卒業後，さらに数年間病院での臨床的訓練を受けてチャプレンとしての資格を取得する[2]．一方，一般的な人には医師・看護師・薬剤師・ボランティアの人などが考えられる[1]．アメリカの病院では，ボランティア希望者に対して，病院内の規則，注意事項，活動内容などについての研修がある．特にスピリチュアルケアのボランティアには一般の人たちもいるが，牧師，神父，ラビ，僧侶などが参加している．これらの人たちには一般の研修内容に加えて，スピリチュアルケアの方法など専門的研修が行なわれている．このような研修を終えたあとに，患者・家庭へのスピリチュアルケア活動がはじまる．すべての人が専門教育を受けられるわけではないので，スピリチュアルケアの実践者は一般的の人が大多数を占める．スピリチュアルケアについての専門的教育を受けていない人の中でも，医療従事者は特別な立場にある．医療従事者すべてが専門的スピリチュアルケア・ワーカーになることは，現実的には不可能である．医療従事者はどの職種でもほとんどが専門職であって，資格取得のための高度の専門教育を受けている．一つの学問を修めるために理論的学習から臨床訓練まで含めると，一人の人間が一つの領域で専門職になることだけでも非常に多くの時間と労力を必要とする．専門的スピリチュアルケア・ワーカーになるための長い期間の訓練をすべての医療従事者が受けて，スピリチュアルケア・ワーカーになることはできない．職種間の相互理解を深め，協力的チームを形成することのほうが，スピリチュアルケアの実践のためには現実的である．

　そこで考えられることは，患者がスピリチュアルケアを必要としている時に適切に対応する医療環境を作ることである．スピリチュアルケアの専門家とのネットワークがしっかりとできていて，いつでも必要に応じて対応できる態勢を作ることが望ましい．しかし，すべてを専門家にまかせて，我，関せずとならないように，すべての医療者がスピリチュアルケアへの良き理解者として，スピリチュアルケアのチームの一人として働くことが望ましいと考える．そのことを前提としながら，スピリチュアルケア・ワーカーについて述べる．

---

1) John E. Babler（1997）"A Comparison of Spiritual Care Provided by Hospice Social Workers, Nurses, and Spiritual Care Professionals", The Hospice Journal, Vol.12（4），pp.15-27. この論文は，スピリチュアルケアがソーシャル・ワーカー，看護師，チャプレンの中で誰によって為されているかという問題設定をした研究論文である．この研究からスピリチュアルケアの実際の実施者としてチャプレンが最も多く，次に看護師，ソーシャル・ワーカーの順であることが明らかになった．その理由は，それぞれの受けた教育が影響すると述べている．すなわち，アメリカは宗教多元社会であるため，日本の宗教文化とは異なっていて，患者の話に傾聴することに加えて，患者の宗教的背景を知ることが必要となる．そのために専門教育を受けたチャプレンがスピリチュアルケアを行うケースが多くなる．

2) The Association for Clinical Pastoral Education, Inc. http://www.acpe.edu/
　臨床牧会教育協会（ACPE）は神学校での教育プログラム（基礎コース）や神学校卒業後のプログラム（アドバンスト・コース），さらにスーパーバイザー資格取得プログラム（スーパーバイザー・コース）の提供に関わっている．アメリカ各地の病院の専属チャプレンのほとんどが，この協会のもとにあるプログラムでスーパーバイザー資格を取得している．

9・1 ケアワーカーの人間論（資質・態度）

　スピリチュアルケアは，最終的には主にスピリチュアルケア・ワーカーによって具体化されるので，ケアワーカーの資質は非常に重要な問題である．特にスピリチュアルケア・ワーカーの人格的資質，成熟度は，ケアの質を決定する要である．ケアワーカーの資質として，スピリチュアルな感受性，受容力，忍耐力，純粋性，人生への確信，積極的態度が重要な要因となる．

1）スピリチュアルな感受性（共感性）

　患者と家族のスピリチュアルな苦痛を認識できる感受性は，ケアワーカーには欠くことのできない資質である．特にスピリチュアルな苦痛（ペイン）は，人格の深いところにあるので，それに気づく適切な感受性が必要となる．人間はスピリチュアルな存在であるから，いつでもスピリチュアルな側面を発散させている（「2・1・1　スピリチュアリティが人間に備わっている理由」参照）．そのスピリチュアルな側面を感じとることができるか，すなわち患者の言葉・態度・表情などに，どのようなスピリチュアリティが現れているか（「2・6　スピリチュアリティの諸相」参照）を感受することができるかは，スピリチュアルケア・ワーカーの感受性に負う．生得的に豊かな感性をもつ人と，学習・訓練して身につける人がいる．日頃からスピリチュアルな感性を身につけ，磨くためには，時間をゆっくりととって，自然と交わり，文化や歴史の中に息づくスピリチュアルな世界に触れたり，宗教文化に浸ることが必要である．

2）人間的受容力（優しさ・寛容性・受容性・労わり）

　スピリチュアルペインをもつ人への最大の援助は，患者と家族への優しさである．スピリチュアルペインの苦痛の大きさ，重さ，打撃の大きさを考えたら，優しさ以上に大きな援助はない．苦痛を負う患者と家族に優しく寄り添い，包み囲み，支えて一緒に歩むことが重要である．優しさとは，人の憂いに寄り添うことであり，包み囲み，労わることである．このような資質を生得的にもっている人もいるし，人生経験を通して学ぶ人もいる．

3）人間的純粋性（誠実・真実）

　スピリチュアルケア・ワーカーが患者や家族と向き合う時には，ケアワーカーの誠実さや真摯な態度が重要である．ケアワーカーが患者や家族に対して真実であること，また，自分自身に対しても偽りがないこと，さらに人生自体に対する真実さが大切になる．ケアワーカーと患者と家族が向き合う時，患者と家族はケアワーカーのもつ人生に対する誠実さや真実さが深く純粋であることを感じて，安心するのである．それは単に仕事上の純粋性ではなく，ケアワー

カーその人自身の生き方であり，人生への畏敬の念であり，それを患者と家族が見て取って，ケアワーカーに対しより深い尊敬の念を持つことにより，信頼関係を築くことができる．

4）人生への確信（勇気・希望・忍耐・希望）

スピリチュアルケア・ワーカーが患者と家族の苦痛に触れる時，患者と家族の置かれた状況の重たさにケアワーカーが押しつぶされそうになることがある．また，解決のない苦痛を負う患者と家族の痛みが伝わって，ケアワーカー自身が無力感や虚無感に襲われることさえある．そのような感情から自分自身を守るためには，ケアワーカーが自身の中に人生への確信をもつことが重要になる．患者と家族がもつ人生の強さを信じ続けることである．それには，忍耐，希望という資質がケアワーカーに重要になる．

5）ケアワーカーの態度

ケアワーカーが患者と家族にどのような態度で向き合うべきかは，非常に重要なテーマである．終末期の病を負う患者は，ケアワーカーの態度に大きく影響される．チャプレンを置いて魂への配慮を病院全体として行っている淀川キリスト教病院の『緩和ケアマニュアル—ターミナルケアマニュアル改訂第4版』[3]には，ケアワーカーの7つの態度が記されている．傾聴（listening），存在（staying），正直（honesty），率直（openness），融通（flexibility），受容（acceptance），立証（witnessing）である．同様のことが多くの臨床家によって語られている．また，ピーター・ケイは患者と家族へのカウンセリングの重要性を指摘している[4]．そこで基本的スキルなどにふれながら，カウンセラーの資質として，正真正銘の関心，地位には無関心，自分自身の感情的なニーズの理解，支えと監督ができることの4つをあげている．

9・2 ケアワーカーの信仰

スピリチュアルケア・ワーカーの信仰は，ケアの質にとっても，また，ケアワーカー自身にとっても非常に重要である．ケアワーカーが確固たる信仰をもっていないと，ケアワーカー自身が揺らぎ，結果，ケアにも揺らぎが生じてしまう．ケアワーカーの信仰には少なくとも2つの方法がある．

第1は宗教団体に所属し，自分の宗教的アイデンティティをしっかりともってケアをしてい

3）淀川キリスト教病院ホスピス編（2003）『緩和ケアマニュアル—ターミナルケアマニュアル改訂第4版』最新医学社，204-205頁．
4）ピーター・ケイ／武田文和，中神百合子，大野善三・訳（1994）『緩和ケア百科』春秋社，107-109頁．

る場合である．第2は既存の宗教には所属していないが，ケアワーカー自身がいのちに対する個人的信仰や信念をもっている場合である．スピリチュアルケア・ワーカーとしての継続には，自己のスピリチュアリティのケアをしてくれる場所や人を必要とすることが多い．その点からすると，ケアワーカー自身のスピリチュアリティの成長や育成を考える必要がある．ケアワーカー同士の相互援助グループの必要性も，死の現実に関わる職種であることを考えると必須である．第1のように宗教団体に所属している場合は，ケアワーカー自身の持つスピリチュアリティへのケアが継続的に宗教団体内で為されることで，患者へのスピリチュアルケアの質を保つことができる．

　第2のように宗教団体に所属しないが，いのちに対する信仰や信念をもっている場合は，自分のスピリチュアリティへのケアを，自然・芸術作品，文化遺産などに触れることで養うことが必要になる．ケアワーカーがいのちの意味や価値を十分に認識していることは，スピリチュアルケアをする際には，決定的に重要になる．いのちを無条件に肯定し，いのちの絶対的価値を認める信仰は，患者の魂を支えるケアには非常に重要である．

9・3 ケアワーカーの教育（養成）プログラムについて

　スピリチュアルケア・ワーカー養成プログロムと名を打ったプログラムは現在のところ，まだない．スピリチュアルケア・ワーカーの養成には，時間と労力が必要である．医療の質と患者のQOLが社会的問題になっている今，患者のスピリチュアルペインの緩和は急務である．それに応えるケアワーカー養成プログラムが求められている．ここではスピリチュアルケア・ワーカーが職務遂行上，必要となる知識や技術を提供するプログラムの概要について簡潔に述べることにする．このプログラムは大学レベル，大学院レベルのもので，高等学校レベルは考えていない．プログラムは理論的科目と実践的科目に分類できる．

1）理論的科目
　以下のように4つの領域がある．
　一般教養科目：哲学概論，現代思想，社会学，歴史学，文学，音楽，芸術
　心理学関連科目：心理学概論，カウンセリング，精神医学
　宗教学関連科目：宗教学概論，比較宗教学，神学，仏教学など
　ケア学科目：医学概論，看護学概論，ケア学概論，スピリチュアリティ学概論，コミュニケーション学概論

2）実践的科目

実践的科目には以下のようなものがある．

a）ロールプレイ（役割演技）

参加者の一人が患者（あるいは家族）の役割をとり，もう一人がケアワーカーの役割をもつ．役割をもたない参加者は2人の演技を観察する役割をもつ．場面設定を病室・待ち合い室・手術直前・告知された直後・退院の前日など，いろいろな状況を想定してスピリチュアルケアのロールプレイを行う．ロールプレイを15分程度行った後，ケアワーカー役の人に感想を語ってもらう．特に，ロールプレー中の心の動き，感情に注意して語ってもらう．この時，感想として不安，焦り，戸惑いといった感情を経験したと言う人が多い．その場合はなぜそのような感情を経験したのかを，その感情の根本にあるケアワーカー（役）の性格，価値観，文化的影響などにまで，踏み込んで分析する．

次に，患者役の人にどのような感情の動きを体験したかを語ってもらう．そして，ケアワーカー（役）に対して十分心を開くことができたのか，もっと聴いてもらいたいと思ったか，話が途切れそうになった時の感情などをありのままに語ってもらう．

次に，この2人の演技を観察していた者に感想を聞く．特に2人の間にしっかりとした共感的関係があったか，支配的・従属的関係，信頼的・拒否的関係などが観察されなかったか，あるいは，2人の演技者に不安・焦り・苛立・遠慮などを感じなかったか，ケアワーカー（役）が喋りすぎて，患者（役）の気持ちをしっかりと引き出すことができなかったということはないか，ケアワーカー（役）が焦りすぎて沈黙に耐えられなかったことはないか，といった点に焦点を合わせて，第3者として観察できたことを話してもらう．このようにして患者とケアワーカーとの間に起こり得る心の流れを学ぶ．ここで重要なことは，患者・ケアワーカー，観察者の役割を相互に交代してそれぞれを経験してみることである．たとえば患者の役割からケアワーカーの役割に代わって自分で経験することで，患者の気持ちに寄り添うことの困難さとその必要性に目が開かれる．

b）病院実習

スピリチュアルケアの教育プログラムでは，病院実習は大きな比重を占めている．ケアワーカーが臨床現場に入ると，すぐに病院スタッフや患者と会うことになる．第1の目的は，病院全体の組織や活動内容の現状をしっかりとつかむことが求められる．さらに，各部署で働く病院スタッフの業務や責任なども理解し，その人々との協力関係をつくることも重要である．したがって病院実習を通して病院の機能や働きを知り，スピリチュアルケア・ワーカーとしての役割，立場，責任などを十分体感する必要がある．第2の目的は，入院中の患者に直接会うことで患者のニーズを体験的に学習することができる．患者の表情，態度，言葉にふれて，ニーズを感じとることが必要である．

c）臨床牧会教育（Clinical Pastoral Education；CPE）

　臨床牧会教育は，病院内で患者の魂のケアに携わる人を教育するプログラムである．病・死に直面した人に直に対面する場面に身を置いて，そこで経験する不安，恐怖，苛立ち，焦り，怒りを意識化することを通して，魂のケアワーカーとしての訓練を受ける．このプログラムは最初，1920年代にアメリカで神学教育の一環として始められた[5]．このプログラムに最初に加わったのはA.ボイセン牧師，W.ケラー医師，R.キャボット医師などで，精神医学や社会福祉学的手法をとった．教育の主な目的は牧師のアイデンティティの確立，牧会的判断の技術・他職種の人との協力技術，牧会での神学的思索能力の向上である．このCPEは，神学教育の中でも際立った特徴を持っている．その特徴の一つは，患者を通して起きる実習生の心の動きを直接扱うことを目的にしていることである．つまり患者へのケアのテクニックや方法を学ぶことを第1目的とせず，むしろ，患者に向き合うケアーワーカー自身の問題を扱うことを主目的にしていることである[6]．

d）事例研究法（ケース・スタディ）

　スピリチュアルケア・ワーカーの養成にとって，事例研究法（ケーススタディ）は重要な教育法である．臨床で直接出会う個々の患者の事例（ケース）を取り上げて，患者の抱える身体的・精神的・社会的・家庭的・経済的問題に加えて，スピリチュアルペインがどのようなものかを総合的に明らかにする．そのうえで具体的ケアを組織的にする方法を検討する．

e）グループワーク（集団ダイナミックスを体験）

　スピリチュアルケア教育プログラムの参加者同志でグループを作る．一般的には特定のテーマがスーパーバイザーから与えられることはない．参加者が「今，ここで」体験していることを自由に表現し，分かち合うことが重視される．頭で考えて，説明したり，弁解したりすることを控え「その時，その場で」感じることのうちに，本当の自分を見ると理解している．自然の感情を大切にするグループの中で自己開示，自己理解，自己受容が起きる．さらにグループの参加者の支え合い，信頼が深まり，グループが癒しの場になっていく．

3）養成機関

　日本スピリチュアルケア学会[7]，臨床スピリチュアルケア協会（パスク，Professional Association for Spiritual Care and Health；PASCH[8]），臨床パストラルケア教育研修センター[9]，高野山大学スピリチュアルケア学科[10]，日本音楽療法学会[11]がある．

---

5) Rodney J. Hunter, ed.（1990）"Dictionary of Pastoral Care and Counseling", Abingdon press, pp.177-182
6) 伊藤高章（2004）米国臨床牧会教育におけるスーパービジョンの焦点．『テキスト　スピリチュアルケア第2集』日本ホスピス・在宅ケア研究会スピリチュアルケア部会編，94-99頁
7) 日本スピリチュアルケア学会は，2007年4月に発足，現在は高野山大学に学会本部を置いている．会長は聖路加国際病院理事長の日野原重明氏である．

9・4 資質を磨く訓練

1）スピリチュアリティの感性を磨く（スピリチュアリティへの気づき）

スピリチュアルケア・ワーカーにとっては，自分のスピリチュアルな感性を磨くことが重要な課題である[12]．感受性は生得的側面を大きくもっているが，訓練することで高めることができる．たとえば，感受性訓練を通して自分の内なる声に敏感になると，他人の心の動きについても敏感になることができる．感受性訓練は個人の能力開発のためにつくられた技法で，日常的人間関係や立場を断ち切る体験からはじまり，自分と他人への感覚・感性を高めるものである．日常性から断たれた文化的孤立状況では，自分の内側から集団への共感性が生まれ，自分と他人への気づきが深まり，心で感じる能力が高まっていく．このように患者と家族のスピリチュアルな問題（苦痛）を認知できるように訓練する必要がある．

2）スピリチュアルペインに応える方法の訓練

スピリチュアルケアでは客観的解答のない不条理な人生の問いを抱えて苦悶する人をケアするので，解答がないままで患者の心が揺れ動くことがしばしばある．このようなケースではケアワーカーは患者・家族に寄り添うよりしかたがない．一方，解答を一緒に探すこともスピリチュアルケアの一つの働きであるので，ケアの具体的方法について知り（「5・5 スピリチュアルケアの方法」，「6章 スピリチュアルケアにおけるさまざまな具体的方法」），方法を経験と反省，考察を通して磨くことは必須である．

3）スピリチュアルケアのスキルを磨く方法の開発

スピリチュアルケア・ワーカーは自分のスピリチュアルケアのスキルを磨くことを常に続ける必要がある．具体的には，前述の1）スピリチュアリティの感性を磨く，2）スピリチュア

---

8) 臨床スピリチュアルケア協会は2005年に発足．牧師，僧侶，音楽療法士，医師，大学教員，学生など宗教や立場の異なる人が，スピリチュアルケアを中心テーマに研究会をもっている．本部は関西学院大学神学部窪寺俊之研究室である．アメリカの臨床牧会教育（Clinical Pastoral Education=CPE）に添った研修プログラムをもって，スピリチュアルケア・ワーカーの養成を行っている．

9) 日本パストラルケア教育研修センターは，W.キッペス神父によって創立され，死を迎える人々へのスピリチュアルケア・ワーカーの養成を積極的に行っている．ケアワーカー教育課程を修めると資格が与えられて，病院や緩和ケア病棟でボランティア活動を行っている．すでに多くのケアワーカーを世に出している．

10) 高野山大学は2006年からスピリチュアルケア学科を設けて，理論的学習と病院での実習を合わせて学部レベルの教育をはじめている．

11) 日本音楽療法学会は，2000年に発足し，学会長は聖路加国際病院理事長の日野原重明氏で，毎年学術大会を開催している．公式サイトは以下である．http://www.jmta.jp

12) 松本信愛（1994）『患者と家族の心のケア―米国のパストラル・ケアに学ぶ』近代文芸社．

ルペインに応える方法の訓練がスキルの研鑽となるが，そのためには超越的なものや内的自己への関心や感受性を磨くために自然に触れ，芸術作品を鑑賞し，ゆったりと自分と対峙する時間をもつなどしてスピリチュアルな感覚を磨くことが必要である．

9・5 ケアワーカーを支えるシステム論

9・5・1 スピリチュアルケア・ワーカーの心の負担

スピリチュアルケアはケアワーカーにとって非常に精神的負担のかかる働きである．その理由には以下が挙げられる．

①スピリチュアルケアを行うには，まずは患者のスピリチュアルなペイン（霊的苦痛），スピリチュアルニーズ（霊的必要）を認識する必要がある．スピリチュアルなものは，心の深いところにあるので，それを認識するのには，ケアワーカーの感受性，精神的集中力，忍耐，寛容性，受容性などを必要とし，かつケアは短時間に終わらない．スピリチュアルペインは人生の挫折体験や失敗からくる苦痛であるので，それと向き合い，患者に寄り添うケアワーカーは心の負担を背負う．このような負担はケアワーカーの人格に触れるものなので，ケアワーカー自身の人格的成熟度が求められる．また，ケアには時間が必要なので，寛容性・忍耐が求められる．したがってスピリチュアルケアは本質的にストレスの高い働きである．

②スピリチュアルケアには，簡単に解決のつく問題は少なく，ケアの形はむしろ，患者の苦痛に付き合うという形になる．このような付き合いはしばしば患者が終末期になれば，死に至るまで続くものである．終末期患者に付き合うのも，また，その人の死に付き合うのもケアワーカーにとっては苦痛の伴うものであり，ケアワーカー自身が苦痛から解放されることがない．

したがってこのようなケアワーカーの精神的負担を支えるシステムが必要である．

9・5・2 スピリチュアルケア・ワーカーを支えるシステムの必要性

スピリチュアルケア・ワーカーの精神的負担を考慮した，スピリチュアルケア・ワーカーを支えるケアシステムには病院内と院外の2つが考えられる．院内のケアシステムとしてはケアワーカーがバーンアウト（燃え尽き）しないために，ケアワーカー同士が互いに支え，協力す

るネットワークが必要である．院外では，同職種の人との交流が必要になる．それによって専門職としてのスキルの研鑽，専門職の連携による支え合いを得ることが可能である．最近，日本スピリチュアルケア学会が立ち上がり，スピリチュアルケアに携わる同業者が交流する機会が生まれた．このような学会では互いのかかえる問題を互いに共有することで大いに慰められる．また，この学会ができたことで，スピリチュアルケアに関わる研究発表や，スピリチュアルケア・ワーカーの資格の認定がされる可能性が生まれてきたことは大きな一歩である．

9・5・3　スピリチュアルケア・ワーカーの自己管理

　スピリチュアルケア・ワーカーの自己管理は，少なくとも二つある．一つは仕事に疲れた時の自身の癒し方である．もう一つは，自分のスピリチュアリティの滋養である．ケアワーカーのスピリチュアリティが枯渇したり，疲労していると，スピリチュアルケアにはまったく役に立たない．そのような時はケアワーカーの魂のケアが必要であり，それが患者へのケアの質を高めることになる．スピリチュアルケアの質を高めるためにも，ケアワーカーは常に自己のスピリチュアリティへの関心を怠らずに，研鑽を続けることが求められる．

9・5・4　スピリチュアルケア・ワーカーの自己成長の可能性

　スピリチュアルケア・ワーカーは，患者の人生の深い問題に関わるので，患者への適切な対応を積み重ねることはケアワーカーの人格的成長に繋がる．スピリチュアルケア・ワーカーは，病気の診断・治療・投薬では解決できない面に関わる．特に，各患者の個人の人生ドラマに関わるので，ケアワーカーは患者に寄り添いながら，傾聴し，共感し，支持しながら患者の人生と関わることになる．患者は人生の苦難や不条理の問題を負って生きているので，ケアワーカーは生きる知恵や勇気をつぶさに患者から学ぶことができる．このような経験はケアワーカー自身が人生への向き合い方を学び，かつ人生への確信などを学ぶ機会となる．

9・5・5　スピリチュアルケア・ワーカーの倫理的問題

　スピリチュアルケア・ワーカーは自分の人生観や価値観を確立しておく必要がある．スピリチュアルな問題は個人の内面的事柄であるために，外部の者からは理解不可能な側面を持っている．あるいは外部の者には倫理的に逸脱していると思える場合がある．そのような場合にケアワーカーの倫理的立場が重要な役割を果たす．たとえば安楽死に関わる問題など大変深刻な問題が起きた時には，患者に多くの時間を割き，患者の心に添いながら問題の解決に当たる必要がある[13]．

9・6 ケアワーカーの所属と報酬

9・6・1 ケアワーカーの所属場所

　スピリチュアルケア・ワーカーの所属場所は，その努めを果たす際には非常に重要な意味をもってくる．これはスピリチュアルケア・ワーカーのセルフ・アイデンティティに関わる問題であり，そこからケアの質・目的・範囲・責任が決まってくる．スピリチュアルケア・ワーカーの所属には，3つ考えられる．第1はケアワーカーの信仰母体（宗教の宗派，教団など），第2は職務上の所属機関（病院，施設，教団の宣教局，あるいはボランティアのように所属機関を持たない場合など），第3は所属機関内での所属部署（チャプレン室，心のケア部，宗教部など）である．ケアワーカーは患者の魂のケアを目的にしていながら，自分の所属する信仰母体，所属機関，部署などとの関係の中でケアに携わるので，いかなる関係性の中でケアを行うかにより，ケアの質，目的，範囲，責任などに多様性が生まれてくる．

a) 宗教団体の所属

　現在スピリチュアルケアの行われているキリスト教系，仏教系のホスピス/緩和ケア病棟でケアに当たっているチャプレン/ビハーラ僧は，それぞれ自分の宗教をもち，教派に所属している．所属によってケアの中味が宗教色を帯びることは十分考えられる．宗教色のあるスピリチュアルケアに嫌悪感をもつ患者がいることも想像できるので，スピリチュアルケア・ワーカーは宗教を強制することのないように注意する必要がある．一方，ケアワーカーが宗教団体に所属していることは，ケアワーカー自身のスピリチュアリティへのケアが，所属する宗教団体によって行われることが可能であり，ケアワーカーのアイデンティティの形成には有益である．

b) スピリチュアルケア・ワーカーの職務上の所属機関

　スピリチュアルケアワーカーの職務上の所属機関（病院，高齢者施設，教団宣教局，葬儀社[14]，あるいはボランティアの場合は所属なしなど）が，どの機関にあるかによって，スピリチュアルケアの内容は大きく異なってくる．病院のスピリチュアルケア・ワーカーは，いのちの危機に直面した患者や家族のスピリチュアルケアに携わることが多い．それに対して，葬儀社のケ

---

13) David Clark, Jo Hockley, Sam Ahmedzai(1997) "New Themes In Palliative Care" Open University Press, p.281参照．ここでは安楽死の問題とスピリチュアリティの問題が扱われている．
14) アメリカやカナダでは，すでに葬儀社に専属のチャプレンがいて，遺族のケアに当たっている．個人主義的文化のアメリカやカナダでは，兄弟姉妹や親類などとの絆が薄く，夫婦の一方が亡くなった時，遺された人へのケアが必要になる．葬儀社が遺族ケアを行っているところが多い．

アワーカーは遺族のグリーフワークに関わることが多い．病院のケアワーカーは病院内で勤めながら，患者と一対一のケアに限られることが多いが，葬儀社のケアワーカーは遺族との一対一のケアに携わるだけではなく，遺族のグリーフワークグループの形成やファシリテート，あるいは家族を亡くした後の社会適応へのケアなどにも関わることが多い．また，ケアワーカーの所属機関によって責任の範囲も異なる．病院などに所属するケアワーカーは，その所属機関内での責任と機関外での社会的責任を負うことになる．その点，ボランティアとしてのスピリチュアルケア・ワーカーの職務上の所属機関の違いが，ケアの質，目的，範囲，責任などに影響してくる．

c）病院や施設内での所属部署

病院によって，ケアワーカーの所属部署は伝道部，チャプレン室，心のケア部，宗教部などの名称で呼ばれている．この名称の呼び方がその施設におけるケアワーカーの働きを表している．大切なことはケアワーカの所属部署を，他の部署から独立したシステムにするということである．スピリチュアルケア・ワーカーは患者の生き方の根幹に関わるので，ケアワーカーは常に患者中心，患者の利益を優先すべきである．そのためには，他の部署から独立した部署で，病院の利益や都合に左右されないような部署であるべきである．一方，同時に病院の組織によってケアワーカーが自由にケアできるようになっていることが望ましい．このようにケアワーカーの所属部署は患者が自分の人生としっかりと向き合えるように援助できるケアの部署であるべきである．

9・6・2　ケアワーカーの報酬

スピリチュアルケアに対する報酬は，現在支払われていない．現在スピリチュアルケアが行われているところは宗教立病院が多く，ほとんど無報酬で行われている．宗教立病院では，設立目的に病む人に対する隣人愛や慈愛を示しているところが多く，これに基づいてスピリチュアルケアが提供されている．また，宗教は元来死に関わってきたので，宗教立病院では病人や死にいく人へのケアを無償で積極的に行ってきた伝統がある．この伝統に支えられてスピリチュアルケア・ワーカーを置いて，無料でスピリチュアルケアを行っている．

しかし，このような状況のままでは，宗教立病院でしかスピリチュアルケアが行えないことになる．国公立病院，私立の一般病院においてもスピリチュアルケアが行われて，患者がスピリチュアルケアを受けられる医療環境になることが必要である．人間はすべてスピリチュアルな存在であり，したがっていのちの危機に直面した時，スピリチュアルペインを感じる．スピリチュアルペインが誰にとっても起こりうる一般的出来事であるならば，どの病院でもスピリチュアルケアが受けられる医療制度を作る必要がある．

スピリチュアルケアの重要性が認められたら，それに対する報酬が支払われても当然である．報酬支払い元としては，2つ考えられる．第1は，個人支払いの場合で，すなわち受益者負担

である．第2は，保険（公的保険と私的保険を含めて）から支払われる場合である．個人的支払い制度では，経済的貧困者はスピリチュアルケアを受けにくくなる．そこで保険制度からの支払いが可能になることが望ましいと考える．保険制度からの支払いが可能になれば，病院も患者へのサービス向上に向けて積極的にスピリチュアルケアを提供するようになる．一方，保険による支払いの場合に，考えられる問題については1章で述べた（「1.2.4ケアの報酬問題」参照）．保険制度からの支払い制度の確立のためには，スピリチュアルケアが，患者のQOLの向上に不可欠な働きで，病気の治療にも大きく影響を与えるという，医療の中で重要な働きをしていることを認める必要がある．このような認識が生まれれば，スピリチュアルケアへの医療報酬制度確立への環境が整うことになる．

10章 スピリチュアルケアの実践に向けて

スピリチュアルケアが患者のニーズに応えるには，まず医療者の意識改革が求められる．それとともに医療を支える医療制度上の法的整備なども必要となる．ここでは医療者の意識改革に関連する問題とスピリチュアルケアを支える社会的・法的制度について触れる．

10・1 病院内でのスピリチュアルケアの在り方

病院内でスピリチュアルケアが具体化されるためには，次のような条件が必要である．

1）病院内でのコンセンサス（同意）の必要性

スピリチュアルケアの理念，目的，具体的方法など，スピリチュアルケアに対する病院内でのコンセンサスはスピリチュアルケアの実施に当たっては不可欠な条件である．院内のコンセンサスを作ることは，考えるようには簡単ではない．特に，治療を医療中心に据えている医療従事者にとっては，スピリチュアルケアの意義を理解しにくい．病気の治療だけが医療の目的ではないことを明確に理解してもらう必要がでてくる．スピリチュアルケアの視点からみた医療の第一の目的は，病気で苦しむ患者の生活全体を医療の対象と考えて，肉体的にも精神的にも質の高いケアを行うこと，すなわち患者の全人生の完成という高い視点から医療を見る必要があるということを理解してもらわなくてはならない．病気の治療を主に担当する医師，身辺の生活を含めて世話する看護師，そして精神的サポートを担当する心理療法士，魂のケアをするスピリチュアルケア・ワーカーなどが，患者の生命の質を高めようと努めるということの共通理解のもと，患者の入院から退院までの期間，さまざまな職種の専門家が協力してネットワークを作り，それぞれの専門的領域から患者の生きることへのサポートをするシステムづくりが具体化できよう．病院内に患者への医療・看護・介護・心のケアに携わる人々のケアネットワークが作られて，そしてその中にスピリチュアルケアも入っていることが望ましい形態である．

2）院長，医務部長，看護部長などの指導力の必要性

スピリチュアルケアの意義が十分に理解されていない日本では，特に，院長・医務部長・看護部長などに，スピリチュアルケアの実現化に向けたリーダーシップが求められる．すでにチャプレンが社会的認知を得ている欧米とは違って，日本では病院の理念をつくる人たち，すなわち病院の設立者や経営者の強いリーダーシップがなければ，たとえチャプレンや一部の医療者が個人的にスピリチュアルケアの必要性を感じていても，現実には具体化することはできない．病院の理事会・評議会をはじめ，施設を運用する機関のトップである院長，医務部長，看護

部長たちが強いリーダーシップをもって，スピリチュアルケアの実現化に携わることが求められる．

3）スピリチュアルケア・チームの形成の必要性

　スピリチュアルケアを患者に対して具体的に実施するのは，スピリチュアルケアを理解するすべての医療者の一人ひとりである．しかし，一人でスピリチュアルケアができるわけではない．医師，看護師の全員が，直接のスピリチュアルケアに携わることはないかもしれないが，直接，患者にスピリチュアルケアを行う者でなくても，すべての医療従事者はスピリチュアルケアの理解者であり，サポーターとしているのである．患者にとってスピリチュアルケアが必要だとわかった場合，スピリチュアルケア・ワーカーに連絡し，スピリチュアルケアを提供する働きをするのである．また，場合によってはボランティア，Medical Social Workerとの連絡をとったり，近隣の教会の牧師や寺院の僧侶と連携して，スピリチュアルケアが患者に届くための働きをする．一方，スピリチュアルケア・ワーカーはチーム内で患者の生命の質を高める役割を果たす役割をもっている．そのためにはスピリチュアルケアのチームを作る必要がある．その際，チームの中でそれぞれのスタッフにどのような役割，機能を持つかが明確にされている必要がある．

4）スピリチュアルケアのための時間，人材の確保

　現在の医療環境は非常に多忙で，スタッフは身体的・精神的に疲労しやすい．その中でスピリチュアルケアを行うことは疲労を増加させる結果になりやすい．そして，一般的にはスピリチュアルケアの主な部分は人を通じて行われることが多く，忙しい医療環境の中で，スピリチュアルケアのための時間をつくり出すことは，意識的努力なしには確保できない．そこで時間を確保することを一つの課題として意識しておくことが必要である．チャプレンに任せるべきところを自分達がしようとしたり，反対にすべてをチャプレンに任せることは，適切ではない．チャプレンを中心とした数名の人材を確保し，スピリチュアルケア・チームを形成しておくことも重要になる．

5）スピリチュアルケアの質の評価（日本医療機能評価機構）

　スピリチュアルケアが具体化されるには，スピリチュアルケアの理解が普及する必要があると同時に，すべての病院でスピリチュアルケアを受けられるようにしなければならない．そのためにはスピリチュアルケアの有無や質を評価できる機関が必要になる．評価機関が病院内でのシステムの有無・人員など実践方法の評価を任うようにできれば，スピリチュアルケアは確実に普及するだろう．具体的には今後，財団法人日本医療機能評価機構といった第3者機関に

---

1) 財団法人日本医療機能評価機構　http:www.jcqhc.or.jp/html/に設立趣旨，性格，事業内容などが紹介されている．八木安生他（2003）病院機能評価を受けて－審査準備から審査後の変化について．『ターミナルケア』第13巻第2号，三輪書店，125-128頁も参照のこと．

よる評価項目の中に，スピリチュアルケアの有無，質などの項目が導入されることが，望ましい[1]．患者のスピリチュアルケア（霊的援助）の必要性が認識されて社会的要望が高まることが，望ましいスピリチュアルケアの普及の形であろう．

10・2 病院におけるケアワーカーの所属と報酬

スピリチュアルケア・ワーカーの所属が，病院の職員（病院専任のチャプレン）である場合には，ケアワーカーが病院の利益追求の道具にならないように注意する必要がある．スピリチュアルケアで利益を得ることは考えてはならない．将来，スピリチュアルケアに対する医療費の支払い制度が確立された時には，患者が利益追求の道具にされないように注意する必要がある．また，特定の宗教団体が利益目的で信者を得るために，スピリチュアルケアが利用されないようにすべきである．

1）各国の現状
1）アメリカの現状

アメリカではすでにほとんどの公的病院でチャプレンを配置することが，病院評価を確保するための条件になっているため，病院協会での評価を受けるために，多くの病院ではチャプレンを置いている．病院の各チャプレンは，既存の宗教団体に所属し，その宗教での正式な教育と訓練を受けて，按手を受けた聖職者である．アメリカでは，ユダヤ教のラビ，仏教の僧侶，キリスト教の牧師，カトリック教の神父など，さまざまな宗教団体の聖職者が病院に常駐していて，いつでも患者の必要に対応できる体制ができている[2]．このようなチャプレンは，患者の魂の苦痛に応える人であって，自己の宗教の宣伝，宣教を目的としていない．患者の立場に立ちながら患者の魂を支えることを目的としている．また日頃から地域の宗教関係者との密接な連携をとり，スピリチュアルケアのためのネットワークを作っている．このような宗教者はボランティアとして病院に出入りし，普段から病院事情を理解し，かつ病院スタッフと信頼関係を作っていることが多い[3]．

---

2) それぞれの宗教団体に所属するチャプレンは，それぞれの学会を形成して学会活動を行っている．Association of Professional Chaplains, Association of Catholic Chaplains, National Association of Jewish Chaplains, National Institute of Business and Industrial Chaplains, など．
3) 日本でも，新潟県長岡市の長岡西病院のビハーラ病棟では近隣の僧侶が病棟でのお勤行を毎日守っている．また，九州の福岡県福岡市にある栄光病院でも近隣のキリスト教の牧師がチャペルの礼拝を担当している．大阪の淀川キリスト教病院でも近隣の牧師が朝の礼拝の説教を担当している．

2）ドイツの場合

　病院におけるチャプレンの経済的立場が保障されているのはドイツである．ドイツでは教会が派遣したチャプレンが病院で病者へのケアを行っている．チャプレンの給料は教会が支払っている．チャプレンの立場は，病院の利害とは独立したところにあるので，患者中心の働きをすることができる．当然チャプレンは十分な訓練と教育を受けているので，患者中心の医療のチームの一員として機能している．

2）日本の現状

　日本ではスピリチュアルケアへの公的医療報酬支払い制度は確立していない．そのためにホスピス/緩和ケア病棟のあるほとんどの施設では，スピリチュアルケアの専門職を置いていない．宗教立ホスピス/緩和ケア病棟では，自分たちのミッション（使命）としてスピリチュアルケアを位置づけているので，収入はなくても，病院全体としてスピリチュアルケアの専門職を置いている．宗教立施設のようなミッション（使命）をもつところはスピリチュアルケアができても，それ以外の病院では，チャプレンを置くことができないのが日本の現状である．終末期患者へのスピリチュアルケアの重要性を考えると，日本の医療制度の中で，スピリチュアルケアへの報酬制度の確立が求められている．

あとがき

　前著『スピリチュアリケア学序説』を世に送りだした直後，担当の編集者から「序説」ではなく，「スピリチュアルケア学原論」を書いてほしいと催促されました．その前に「スピリチュアルケア入門」を著し，やっと「スピリチュアルケア学序説」が出来上がったところでした．当時，スピリチュアルケアへの社会的認知が少しずつ起きてきた時でした．しかし，実際に医療現場で使用できる書物は，まだありませんでした．私自身も「入門」も「序説」も暗中模索のなかで書いたのです．前著で扱った事柄は非常に限定されていましたし，議論も十分ではなかったので，私自身の内に，いつかもう少し充実したものを著したいという思いがありました．今回，『スピリチュアルケア学概論』を著すことができ，前著を補うことができて大変嬉しく思っています．このような形で出版できたのは，編集者の言葉がわたしの背中を押してくれたことによります．編集者に感謝したいと思います．今回，特に三輪書店の佐々木理智様にいろいろご苦労をお掛けしました．定められた期間内で労を惜しまず原稿を整理してくださった編集者としての責任感には心からの感謝をいたします．

　前著を著した後，いろいろご質問やご批判を頂きました．それらのご指摘は，未開拓な分野に身を置く私自身にとっては，非常に刺激となり，考える機会を得ることになりました．また大学院で担当する授業の一つである「キリスト教人間学」で毎年スピリチュアルケアを取りあげましたし，大学院の修士論文でスピリチュアルケアを取り上げる院生がいましたので熱心に意見交換し，議論してきました．また授業の受講生の中には愛する家族をがんで失い，辛い経験をされた方がいて，宗教的・スピリチュアルな慰めを真剣に考えている方々がいました．そのために毎回緊張感の溢れた勉強の機会でした．この授業の受講生の半分は平均年齢が四十歳になるほどで，社会経験や人生経験の豊かな方々で，授業にも有意義な貢献をしてくださいました．今回の『スピリチュアルケア学概論』は『スピリチュアルケア入門』『スピリチュアルケア学序説』に対するご指摘や授業で共有してくださった経験や意見によって触発され，発展してできた書物です．その意味でいろいろお教えくださった方々には心から感謝いたしたいと思います．

　日本の「スピリチュアルケア学」は，現在まだ土の中に埋もれた種のようです．人の目に留まることもほとんどなく，土の中に埋もれたその上を，人は通りすぎて行きます．種が水分と適温を得て少しずつ芽を出すには，まだ社会の医療環境が熟するための時間が必要かもしれません．しかし，日本でも宗教立病院でチャプレンが置かれて，すでに40〜50年が過ぎています．それでも，いまだ一般の病院ではほとんど関心が払われていないのが現状です．その理由には，経済的理由が上げられます．チャプレンの働きを支えるための経済的基盤がありません．つまりチャプレンを雇うことは病院の財政を苦しめることになるという理由です．日本の病院が置

かれた経営的困難さを考えると，道が塞がれてしまいます．しかし，健康は肉体的・精神的健康によってもたらされます．ゆえに健康維持回復という目的からも，スピリチュアルケアという心の支えがぜひ必要です．スピリチュアルケアが健康回復に絶対不可欠であるという理解に立てば，経済的問題も乗り越えることができるはずと考えます．

　死というような極限状態に置かれた「いのち」を支えるには，まず心や魂を支える必要があるでしょう．一度しかない人生の最後に人生を肯定できなければ，なんと悲しい人生ではないでしょうか．また，人生に疑問を持ち，不安に怯えながら口を閉ざして孤独の内に死を迎えるならば，なんと寂しい人生ではないでしょうか．このような状況が早く解決して，だれでもどこででも魂のケアが受けられる医療環境が生まれることを願っています．

　私自身自身は小学校時代と中学校時代に結核を患い，友人から離れ，学校からも離れて病床に臥すことを強いられました．その経験は私に人生から見放された思いを与えました．幸いにも学業を一年遅らせて学校に戻ることができましたが，病床生活は，その後の私の生き方や人生観形成に大きく影響しています．人生の苦難や悲しみを負わねばならない人たちに私の心は引かれてきました．
　この書物を読んでくださる方は，文章のいたるところに私自身がいることを察せられることでしょう．悲しみや痛みを負う人生とどう向き合い，自分の責任を負うかという問題がわたし自身の課題でした．それは同時にスピリチュアルケアを求めている患者さんとの接点であると考えています．

　私自身牧師として召されたために比較的多くの方の死や葬儀に関わってきました．特に，大阪の淀川キリスト教病院のチャプレンとして働く機会を与えられ，当時院長の白方誠弥先生（現在日本バプテスト病院長）をはじめ，ホスピス長の柏木哲夫先生（現在名古屋の金城女学院大学学長）には，多くの助けをいただきました．また，伝道部で一緒に働いた兄姉たちの支えのなかで問題意識が生まれ，少しずつ育まれてきたことを感謝したいと思います．また，死の臨床の場で人生の一時期を共有してくださった患者さんとそのご家族にも心からの感謝をしたいと存じます．

　日本では聖徳太子の時代以来，寺院の中で死の看取りが実践されていました．宗教家が病者や死にゆく人を手厚く看取ったのです．このような伝統をもつ日本ですから，日本文化の中にスピリチュアルケアが根付いていくことを期待しています．今後は臨床家と理論家がもっと協力して，患者・家族のためのスピリチュアルケアの経験・情報を共有する必要があります．このような願いからこの書物は生まれました．

　私自身は関西学院大学神学部に招いていただいてから14年になります．神学部教授会の議を

へて向井孝史教授が一通の手紙を海外にいた私に送ってくださり，大変ご丁重に関西学院大学神学部に来て教鞭を取るようにと招いてくださいました．実践畑を歩いてきた者には，研究職につくことは大変不安でしたが，2回もお手紙をくださったのに心を動かされてそのお招きを受けました．関西学院大学に来て以来，研究と教育の場を与えられて，それまでの経験や考えた問題を学問として考える機会を得ました．神学部の諸先生から学問するうえでの刺激をいただき，また，同僚として共に労する機会を与えられたことは，貴重な経験でした．この書物はこれらの学恩がなければ生まれてきませんでした．神学部教授会の諸先生方に心から感謝を申し上げたいと存じます．

　この書物を書いている間中，人生の苦難を負っている患者さんがいつも私の頭にありました．肉体的苦痛の緩和は医療の発展によって大部分が可能になってきました．心理的問題についても，カウンセラーや精神科医の努力でずいぶん緩和が可能になりました．しかし，薬ではコントロールできない魂の問題については研究が遅れています．本書の中でも触れましたが，スピリチュアルケアが実践されるまでには，まだたくさんの課題が残っています．この書物は課題の一旦を担うものでしかなく，臨床現場で起きる多くの課題を解決するには不十分なものです．これからの研究の一歩になればと願っています．このような型で研究の一端を世に送りだすことができることをありがたく存じます．関西学院大学の出版助成が出版を可能にしてくれました．ここに心から感謝を現したいと思います．日本のスピリチュアルケアの発展に寄与できればと願います．

　スピリチュアルケア学は，スピリチュアルケアの実践を助け，それへと促すための組織的展望や知識，そして将来への見通しなどを人間存在や組織や制度を視野に入れて構築する学問です．スピリチュアルケア学が今後の医療の質の向上のために貢献できることを期待したいと思います．読者の方々の忌憚のないご批判をいただきたいと願っています．

　最後に，背後で祈り，支え励ましてくれた妻幸子をはじめ家族にも心からの感謝を表したいと思います．

2008年3月

索引

WHOQOL　20
WHO専門委員　4

〔い〕

息　29
生きる意味　16, 22, 30, 32, 36, 39
生きる価値観　67
生きる土台　16, 33, 61
意識　33
伊藤高章　9
いのちの意味　68
いのちの危機　67
いのちへのケア　54
祈り　121
癒し　22, 62, 121
　──の問題　iv
医療制度上のスピリチュアルペイン確定　94
医療モデル　14

〔う〕

うつ病　iv

〔え〕

エリアーデM　73
エリキンスDN　20
エリスA　81
演劇　43

〔お〕

オットーR　33
音楽　43, 112, 114

音楽療法　88

〔か〕

絵画　43, 113, 114
カウンセリング　76
　──, 自己洞察への　78
課題解決型ケア　56, 118
価値観　61
学校のいじめ　iv
家庭内暴力　iv
観察的アセスメント　104
観察法　98
患者との信頼関係　92, 101
　──の形成　92, 101
患者のQOL（とペインの緩和）　65
患者の声の調子　105
患者の生活習慣　105
患者の態度　105
患者の表情　104
患者の身の回りの品物　105
感受性訓練　156
感情　33
感情的エネルギー　34
感性を磨く　156

〔き〕

気　29
危機
　──, 生命の　55
　──とスピリチュアルケア　50
　──にある人へのケアの意味　51
気配り　52

キッペス　57
機能　36
究極的関心　74
究極的自己　25, 43, 68
救済の問題　iv
教育　47
恐怖　51, 107
業務上秘密　116
虚無感　51, 107

〔く〕

悔い　63, 124
空気　29
苦痛へのケア　54
苦難の意味　30, 62, 122
クライエント中心カウンセリング　77
グループワーク　155

〔け〕

ケア　51, 52, 58
　──, 課題解決型　56
　──と共感性　55
　──に必要な視点　52
　──の対象　54
　──の人間理解　51
　──の目的　54
　──, 寄り添い型　56
芸術作品　153
傾聴　78
ゲシュタルト療法　79
健康とスピリチュアリティ　22
言語的アプローチ　107
現実に対する正しい視点　67

現象学　57
建築物　112

〔こ〕

後悔　51, 63
交流分析　82
極楽浄土　64
こころ　28
個人的信仰　153
個人的信念　153
個人的面談　109
孤独感　107

〔さ〕

サイコpsycho　27
罪責感（の問題）　60, 61, 63, 107, 124
挫折体験　106, 120

〔し〕

自己　39
志向性　40
自己確立　21
自己感情　34
自己受容　67
自己喪失　21
死後の生命　iv
死後のいのち（の問題）　60, 61, 64, 80, 123
自己防衛機能　16, 36, 40
自己保存機能　16, 36, 40
自殺　iv
自然　111, 114, 153
自然崇拝の念　43
思想　43
自尊心　43
失敗の経験　106
視点の転換　67

死の経験　18
自分の中の自分　43
島園　進　iv
習慣　44
宗教学の主張とスピリチュアルケア学　72
宗教多元主義　73
宗教的アイデンティ　153
宗教的ケア　58, 60
宗教的背景　47
宗教的ペイン　59
宗教的欲求　75
宗教的霊性　20
宗教における公共性の問題　75
宗教の起源　16, 17, 19
宗教モデル　14
宗教立学校　47
集団的面談　109
終末期医療　35
終末期がん患者　50
守秘義務　115
証言拒絶権　116
将来への不安からの解放　68
将来への展望　68
ジョン・ヒックス　73
事例検討会　155
人生観　45
人生シナリオ　83
人生体験　46
人生の意味　iv, 62
人生の危機　50, 67
人生の土台　30
人生の目的　121
身体的アプローチ　108
神的存在　23
神道　47
神秘の存在　23
心理的ケア　58, 60
心理的ペイン　59
心理療法　76

〔す〕

垂直関影洞察法　119
垂直的関係　23, 68
垂直的視点　68
水平的視点　68
鈴木大拙　20
スピリチュアリティ
──，「生きる意味」としての　32
──，生きるための「枠組み」としての　33
──，「生きる土台」としての　33
──，「感情」，「意識」しての　33
──，機能としての　36
──，個人の　47
──，個人（個別性，個人的特異性）と　45
──，「社会学」と　31
──，「宗教」と　30
──，「神学」と　31
──，「心理学」と　30
──，「人類学」と　31
──，「セルフ・アイデンティティ」としての　34
──，「側面」としての　36
──，「哲学」と　30
──と家族関係（人間関係）　46
──と教育（学校教育）　47
──と宗教　47
──と宗教的環境　47
──と人生体験　46
──と風土　45
──と文化的影響　45
──の覚醒　39
──の起源　16
──の近似語　27

──の言語的意味　22
──の構造　42
──の諸相　32
──の心理的影響　41
──の生成　38, 39, 44
──の超越性と究極性　23
──の定義　19
──の発生　16, 17
──の本質　29, 40
──の隣接領域　29
──, ペインとしての　35
──への気づき　156
スピリチュアル・アセスメント　93
──の可能性　100
──の客観性と主観性　99
──の困難性　100
──の時期　99
──の多様性　100
──の方法　97
──の目的　97
スピリチュアル・アセスメント・シート　96, 98, 102
スピリチュアル・ヒーリング　iv
スピリチュアルケア　50
──が扱う問題　62
──と宗教学　72
──に対する報酬　160
──のアプローチ法　107
──の医療報酬制度　94
──の具体的成果　66
──の時期　106
──のスキル　156
──の定義　57
──の時　106
──の場所　106
──の必要性　55
──の方法　109
──のボランティア　150
──の3つの特徴
──の目的　56

スピリチュアルケア・モデル　13
スピリチュアルケア・ワーカー　150
──の価値観　92
──の感受性　151
──の自己管理　158
──の自己成長　158
──の受容力　92
──の所属場所　159
──の人格　92
──の信仰　152
──の人生への確信　152
──の精神的負担　157
──の態度　152
──の人間的受容力　151
──の人間的純粋性　151
──の倫理的問題　158
──養成プログラム　153
──を支えるシステム　157
スピリチュアルペイン　35, 36, 44, 50, 59, 64, 65, 93, 101
──のアセスメント　93
──の緩和　64
──のタイプ　121
──の認知　94

〔せ〕

性格構造分析　82
精神　28
精神的ケア　60
精神的自己　67
生命の危機　55
生命の質（QOL）　4
聖隷ホスピス　3
施薬院　2
セルフ・アイデンティティ　18, 21, 31, 34
前世因縁　63
セント・クリストファー・ホスピス　3

専門的スピリチュアルケア・ワーカー　150

〔そ〕

側面　36
存在の意味　62
存在の土台　39
存在への深い意識　34
ソンダースＣ　3, 7

〔た〕

祟り　63
谷山洋三　42
魂　28
──の志向性　40
──のプロセス　126
──への配慮　3
短期的面談　110

〔ち〕

地域との連携　114
地域の資源　114
チャプレン　5
超越的他者（存在）　24, 43, 68
長期的面談　110
彫刻　43, 113
調身　88
調心　88
調息　88

〔て〕

定期的面談　110
ティリッヒＰ　74
ディメンション　95, 96
哲学　43
天国　64

〔と〕

動的エネルギー　34
童話　113, 114
トピック法　120
ドラマ　119
ドラマ解釈法　118
トランスパーソナル心理学　21, 60, 84

〔な〕

内観法　86
内的エネルギー　34
内的自己　40

〔に〕

ニーズ　95
肉体としての自己（肉体的自己）　67
日本音楽療法学会　155
日本スピリチュアルケア学会　155
日本的スピリチュアリティ　42
人間関係　46
　　――の改善　69
人間存在全体の苦痛　65
人間存在全体へのケア　54
人間を超えた存在　23
認知療法　81

〔の〕

呪い　63

〔は〕

ハートheart　27
恥　107

パストラル・カウンセリング（牧会カウンセリング）　85
裸の自分　43
バチ　63
パールズS　79
反省　51, 63

〔ひ〕

悲田院　2
秘密漏泄罪　116
ヒルトナーS　85
病院実習　153

〔ふ〕

不安　51, 107
ファンクション　95, 96
ファンタジートリップ　80
風土　44, 45
複合的ペイン　124
仏教　2, 47
不登校問題　iv
プロセス　37
文化　44
文化遺産　153
文化財　112
文化的影響　45

〔へ〕

ペイン　35, 95
　　――の緩和　56

〔ほ〕

ボイセンA　85
補助的アプローチ　108
ホスピス運動　2
ホスピタリティ　3
牧会カウンセリング（パストラル・カウンセリング）　85
ホットシート　79
本当の自分　43

〔ま〕

マインドmind　27
マズローA　84
マックミン　58

〔み〕

見栄　43

〔む〕

無意識の世界　107
村田久行　57
無力感　51
群れの生活　18

〔め〕

瞑想　84
瞑想法　87, 121
　　――，心理療法での　87
　　――，仏教での　87
メンタルmental　27
面談
　　――，緊急の　110
　　――，個人的　109
　　――，集団的　109
　　――，短期的　110
　　――，長期的　110
　　――，通常の　110
　　――，定期的　110
面談法　98

〔も〕

モーガンJ　32

もてなし 52

〔ゆ〕

優越感 43
夢のワーク 80
ユングC 19

〔よ〕

幼児体験 46
吉本伊信 86
欲望 43
淀川キリスト教病院 3
淀川キリスト教病院ホスピス 8

寄り添い型ケア 56, 118
弱さ 107

〔り〕

療病院 2
臨床スピリチュアルケア協会　155
臨床パストラルケア教育研修センター 155
臨床牧会教育 155

〔れ〕

霊 22

歴史的状況 44
劣等感 43

〔ろ〕

ロジャーズC 77, 78
ロールプレイ 153
ロヨラI 20

〔わ〕

枠組み 16, 33, 40, 61
和辻哲郎 72

〈著者略歴〉

窪寺俊之（くぼてら　としゆき）

1939年東京生まれ．

埼玉大学（教育学），東京都立大学大学院（臨床心理学），エモリー大学神学部（キリスト教神学，M.Div.），コロンビア神学大学大学院（牧会学，牧会カウンセリング，M.Th.），博士（人間科学，大阪大学）．

関西学院大学神学部教授，聖学院大学大学院教授，関西牧会相談センター理事長，臨床スピリチュアルケア協会代表，神戸いのちの電話相談員，淀川キリスト教病院評議員，伝道部長，リッチモンド記念病院チャプレン（米国），イーストベイ・フリー・メソジスト教会牧師（米国）などを歴任．現在，兵庫大学大学院特任教授，臨床死生学会常任理事，日本スピリチュアルケア学会理事，日本臨床宗教師会副会長など．

著書：『スピリチュアルケア入門』『スピリチュアルケア学序説』（以上三輪書店），『スピリチュアルケア研究―基礎の構築から実践へ』『死とスピリチュアルケア論考』『スピリチュアルケアと教会』など．訳書：『魂への配慮』『キリスト教カウンセリング』『神学とは何か』など．

スピリチュアルケア学概説（がくがいせつ）

発　行　2008年3月31日　第1版第1刷
　　　　2022年3月1日　第1版第4刷©

著　者　窪寺俊之
発行者　青山　智
発行所　株式会社　三輪書店
　　　　〒113-0033　東京都文京区本郷6-17-9
　　　　☎ 03-3816-7796　FAX 03-3816-7756
　　　　http://www.miwapubl.com
印刷所　株式会社　新協

本書の内容の無断複写・複製・転載は，著作権・出版権の侵害となることがありますのでご注意ください．

ISBN 978-4-89590-299-1　C3047

JCOPY　〈出版者著作権管理機構　委託出版物〉

本書の無断複製は著作権法上での例外を除き禁じられています．複製される場合は，そのつど事前に，出版者著作権管理機構（電話 03-5244-5088，FAX03-5244-5089，e-mail：info@jcopy.or.jp）の許諾を得てください．